博思智庫

紙本之外，閱讀不斷

博思智庫

紙本之外，閱讀不斷

台中慈濟醫院

社工師的臨床陪伴日誌

慈悲善終

佛教慈濟醫療財團法人台中慈濟醫院社工師
林怡嘉、吳宛育 總審訂

捨得，不捨得

在社工師引導之下，圓滿因生病而匯聚的人生。

「我在痛苦，別人也在痛苦，我可以再做點什麼。」
一位癌末病友這麼說。

生命有盡，思無盡，告別之前，留下慈悲。

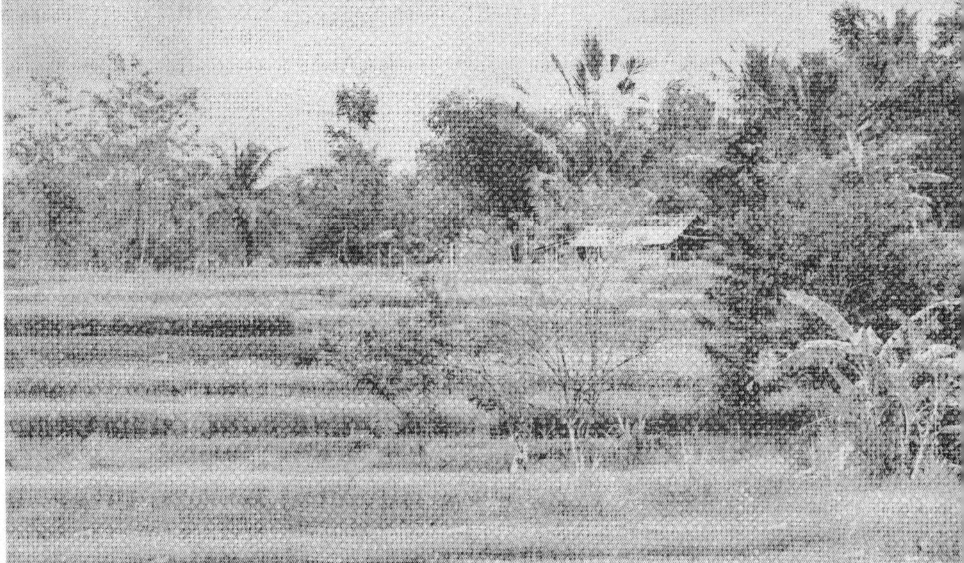

作者群 林怡嘉、吳宛育、蔡靜宜、郭哲延、賴佩妤、劉佳宜、許秀瑜

Contents 目錄

PART 2
心安　安頓情緒，停止折磨

Contents 目錄

附錄

慈悲善終，圓滿因生病而匯聚的人生

推薦序一

社工師引導陪伴，協助病人圓滿人生

全人照顧、以病人為中心……，都是我們對病人與家屬照護追求的目的，但傳統以醫療為主導的體系下，強調處理身體上的變化，但對於病人及家屬的心理、社會、靈性部分，一般的臨床醫護人員，不容易在忙碌的臨床照顧上認知到病人與家屬深層的需求。其中一個原因，可能是這些問題比生理變化更難處理，而我們並沒有足夠的人力與訓練，更沒有足夠的敏感度，去發現問題的根源。

◎社工師抽絲剝繭，完成病人臨終心願

《慈悲善終：社工師的臨床陪伴日誌》藉由多位社工師陪伴日誌，讓我們更了解到病人與家屬的整體需求，生活與人際互動的點點滴滴，看似與醫療無關，卻是病人最關切的問題。

每一個故事都呈現了不同的人生，阿琴在生病後以病友身份參與志工服務，正向面對個人的病痛，實踐了人生以服務為目的，社工師巧妙的協助她完成了所期待的角色。武哥雖表面堅強，心中卻有深深的無奈，各種不幸接踵而來引發輕生行動，社工師必須敏感地處理，在維持病人的尊嚴下完成病人的心願。阿雅則是典型的困難病人，以生氣作為溝通的模式，生氣的表現通常是一種繼發性的情緒，在背後有其他的原因，社工師耐心抽絲剝繭，找到病人埋在心底對死亡的恐懼……。

運用社區連結，給予家屬悲傷關懷

社工師在緩和照顧過程中扮演了重要的角色，連接了醫療場域與社區場域的轉換，滿足了病人與家屬在實際生活面與心理靈性面，台灣的緩和安寧照顧，在國際上已有高水準口碑，但國內社工師的發展，仍有很大的空間。

新一波的緩和安寧運動，不只針對末期癌症或器官衰竭，同時對重度衰弱或失智長者亦是照顧對象，他們被照顧的時間更久，大部分在社區中生活，較過去以癌症末期為主的照顧不同，他們對心理、社會、靈性有更多的需求；倡議全球慈悲關懷社區運動的艾倫・卡拉漢（Allan Kellehear）教授，本身是一位社會學教授，他一直鼓勵重症末期病人能在社區中尊嚴獨立生活，社區中彼此的關懷照顧，充分運用社區資產連結，在病人往生後家屬的支持與悲傷關懷，更是社工師可扮演重要的角色，社工師從傳統的資源提供者，發揮成為各種資產的促發者。

《慈悲善終》由多位社工師共同撰寫，分享他們經歷的不同個案，每個個案後更加入專業討論，在日誌中除了感受到社工師的用心外，同時亦能了解到社工師具體的工作，處處可見社工師在安寧團隊中的重要。

衛生福利部國民健康署署長

王英偉

推薦序二

聞聲救苦社工師，圓滿身心靈全面照顧

社會服務室設置在醫院一樓大廳旁，最容易接近來院的病人與家屬的地點。入門牆上掛著「聞聲救苦」牌匾，是證嚴法師對介於醫療團隊與病人家屬中間的社工師，契入菩薩行的讚歎與殷切提醒。

社工師帶領醫療志工，全方位引導生命課題

聞聲救苦在佛教是觀世音菩薩的悲願，《楞嚴經．耳根圓通章》記載：觀世音菩薩修習耳根圓通法門，因為修行的功德力，只要眾生有難，虔誠一心稱觀世音聖號，菩薩即時聞聲救苦。《妙法蓮華經．普門品》也指出：若有無量百千萬億眾生，受諸苦惱，聞是觀世音菩薩，一心稱名，觀世音菩薩即時觀其音聲，皆得解脫。

證嚴法師體悟「因貧而病、因病而貧」而推動醫療，在醫院聚集的病苦眾生，人人皆有其因緣果報，當醫護團隊面對處理疾病時，社工師便帶領醫療志工從身心靈關懷梳理他們的因緣，尤其在醫療已達極限，將結束此生時，全方位地引導病人與家屬面對生命的課題。

的確，面對死亡，病人與家屬或多或少都存在惶恐，因為下階段往哪裡去都是個未知。經常困於未知，生死兩方無法放下恩怨情仇，又留下遺憾。社工師能夠引導病人與家屬，認真去「道謝、道歉、道愛、道別」，兩無遺憾地走向下個人生階段。這也是觀世音菩薩度化人間的面向。

法布施，帶領病人與家屬圓滿身心靈

證嚴法師鼓勵弟子要「法布施」，幫助導正社會觀念。

感謝社會服務室的社工師群將帶領病人與家屬圓滿身心靈的過程，集結成書──《慈悲善終：社工師的臨床陪伴日誌》，不只讓大眾瞭解安寧緩和中靈性提升的關照層面，瞭解社工師專業介入處理的方法，更明白人生走向臨終還是有積極努力的空間。

書中十五個案例，分別照顧「生安」、「心安」、「靈安」三大面向，娓娓道來讓人滿心溫暖，也道盡生命終了絕非消極哀淒，而有更正向的意義。從經濟協助、消除心結、醫療陪伴，都看見社工師的柔軟、悲心與慈愛。各種年齡的人都可能遭遇死亡、各個生命角色也都需要學習面對生命無常。案例引導了讀者的思考，深一層面對生命課題，從別人的經驗學到方法，進一步提升生命價值。

有幸先睹為快，跟著個案故事熱淚盈眶，卻也在讀畢時都看到光明的希望，相信有機會看到這本書的讀者，一定如我欲罷不能，深繫著這些個案的啟發。領導台中慈濟醫院同仁時，我設定了一個願景，期待這座醫院是「會說故事的醫院」，藉由故事鼓勵不同的人在專業崗位付出，藉由故事提升自己的性靈，激發助人利他的勇氣，從外在聆聽理解故事，內化到能知行合一的實踐，自然能夠提升全面的醫療品質。

真實故事的揭露，如同大愛電視的「大愛劇場」都是真人實事，惕勵人心、教化社會。願案例的揭露，給我們信心、毅力、勇氣，面向社會學做觀世音菩薩，千手千眼去聞聲救苦！

佛教慈濟醫療財團法人
台中慈濟醫院院長

簡守信

總序

生、心、靈的全方位照顧，醫病間最溫暖的後盾

社會工作是一門處理社會心理、家庭系統的專業，所以往往更貼近民眾的需求。

在醫院裡，醫護團隊、病人、家屬常因就醫期間家庭照顧、經濟困難、醫病溝通等因素找上社工師，期盼社工師協助個人及家庭面對疾病的情緒調適、生活適應等問題解決，讓熟悉「醫院端」與「病人端」兩方觀點的社工師，可以擔任一個橋樑角色，協調病人與家庭間、醫療團隊與病人間的需求。

安寧共同照護的臨床現場，社工師的陪伴故事

《慈悲善終：社工師的臨床陪伴日誌》集結了台中慈濟醫院社工師們在安寧共同照護上臨床十五個故事，希望讓讀者多了解臨床現場、社工師角度，以及善終期待等，當遇到他人有類似情境時，可以分享一些正確資訊。讀者在此書中，也可以看到社工師們如何陪伴處遇臨床上生老病死、跨專業的溝通、不理智的病人家屬、團隊的要求等。回頭想想，有時壓力真的蠻大的，但往往就是幾個個案，讓我們會笑、會感動流淚，而一直留在這個工作崗位上。

開始閱讀文章之前，想要先解釋一下安寧療護服務，是由醫護社心等專業組成，一般可以分為

住院安寧療護、安寧共同照護，以及安寧居家療護。住院安寧療護，是指入住到專屬的病房，例如心蓮病房；安寧共同照護，即在原急性病房（非心蓮病房），原醫療團隊與安寧療護專科共同協助；安寧居家療護，即指安寧團隊人員到病人家中，提供居家訪視緩解病人末期症狀。

本書病人多數選自接受安寧共同照護服務者，之所以這樣的選擇，是因為有時我們常說轉到心蓮病房的病人是幸福地，因為心蓮病房有更多人、更多專業在關注病人的善終。但是心蓮病房病床數有限，倘若此時，安寧共同照護的介入，便是讓無法在心蓮病房善終的病人，仍可獲得適當的症狀控制，包括社會心理照顧、靈性照顧等。

陪伴之路，讓往生者靈安、生者心安

然而，安寧共同照護也尚有許多問題要克服，例如原團隊和安寧團隊協調合作、病人及家屬面對善終的意願、出院準備等因素，讓希望在原急性病房獲得安寧善終的人，仍有許多更困難複雜的情境要克服。因此，我們便期待集結以一些在急性病房裡，社工師協助安寧共同照護的真實故事，呈現出團隊如何陪伴病人或家屬獲得善終，讓往生者靈安、生者心安。

在安寧療護裡，我們常關注的是「身、心、靈」，但從社工師的角度來看，我們關注更多是「生命」，所以在本書的編排上分為「生、心、靈」三大部分。也許這三者之間，或許並沒有那麼清楚的分野，因為社工師們在關注「生」的同時，也會關注「心」；關注「心」，也會關注「靈」。

《慈悲善終》的出版，要感謝的人很多。首先，要先感恩所有我們曾陪伴過的病人與家屬，感恩你們願意讓我們參與這段生命的最終旅程，跟我們分享這些旅程風光與旅人心情；感恩辦公室同仁——張李基助專，因為妳幫我們處理了無數大小庶務，讓我們可以專心地服務病人；感恩癌症關懷志工們啟業至今持續陪伴，有你們幫忙發現案家需求、穿針引線，或者延續社工師及團隊的服務計劃，病人及家屬因此可以獲得更圓滿的五全照顧。

感恩 證嚴法師創辦「守護生命、守護健康、守護愛」的台中慈濟醫院，讓強調以人為本的社工師，更有機會在此發揮專業；感恩院長室主管一直是我們最大後盾；感恩玉雲媽、娟娟、人文組及志工組家人；感恩公傳室謝明錦主任協助引介出版社，並且還親自協助潤稿，也感恩博思智庫出版社給了很大的空間讓我們發揮。我們的辦公室很有愛，雖然常常以取笑對方為樂，但更多的時候，面對生死無常感到脆弱時，我們又發揮社工師特質來當彼此的後盾。謝謝你們，大家一起努力的感覺真好！

佛教慈濟醫療財團法人
台中慈濟醫院社工師
林怡嘉
吳宛育

本書故事由社工師的臨床陪伴歷程改寫而成，為顧及病人與家屬隱私，書中皆採用化名。

在慈濟醫院，安寧病房統稱為「心蓮病房」。

PART 1 生安

安穩生活，重拾力量

我們應檢視自己，期待一個怎樣的善終過程，絕非僅限於瀕死階段，而是從末期開始，既已無可治癒，若能經由安寧緩和醫療協助減緩因為症狀所帶來的不舒服，保有基本的生活品質，才能讓病人安適，但這有時也是病人和家庭共同的課題。

陪伴過程雖然留下一些感傷，卻帶來面對過去、理解當下、走向未來的力量，「道謝、道歉、道愛、道別」，不單是臨終病人的功課，也是家屬與自己和解的開始。

捨得，不捨得，原來病人的慈悲與心安，才是家人期待的善終。

01

草伯，一生漂泊孤老的浪子

郭哲延
社工師

一進病房，第一眼看到的草伯，身上充滿刺青，江湖大哥般瀟灑的坐姿，讓我震懾了一會兒。

但再細細的聊過後，說得一口流利國語的草伯，其實是個肚裡很有料、是個會思考的聰明人……。

認識草伯，是因為護理師擔心低收入戶的他，經濟上難以負擔醫療費用，於是就和我聯繫了。

眼前這個六十七歲，抽菸、喝酒的先生，早年是混幫派的少年兄。四十多年前，在妻子懷孕時離婚，雖然曾在幾次因緣際會下見過孩子，但或許是愧疚感，讓草伯一直不敢打擾孩子，就算病情每況愈下，仍然堅持著，孑然一身。

因為吃不下東西，吞嚥困難容易嗆到，近一個月來體重快速下降，身體也變得虛弱無力，住院檢查後診斷是食道癌，而這也是草伯首次知道自己的真實病況。

草伯在民國四十幾年念省中，還考上大學土木工程系，在那年代是十分不容易的，但大學時期的他卻加入幫派，成日打架鬧事，最終被學校強制退學，甚至進出牢房，身上的刺青也成了他年少輕狂的印記。

出院盤算，竟是一場空？

「疾病」，往往是我們接觸病人及家屬之間，一切因緣的開始。透過病情討論、後續照顧安排等等事務，漸漸地織出病人生命的脈絡圖，眼前的草伯，也因食道癌攤開了他那叱吒一時，卻也孤寂寥落的生命史。

醫師擔心隨著病情發展，草伯最終可能無法由口進食，所以幫草伯做了胃造口，透過管子來補充草伯所需的營養，然而管路的照護對於身體虛弱、且近七十歲獨居老人而言，是我與團隊的掛慮：就算草伯能自己灌食，那安全呢？感染風險呢？

於是，我問了草伯：「如果能出院，你有什麼打算？」

「去我姊姊那住吧，我已經把房子退了！」這一打探，才知道原來草伯所規劃好的藍圖，正是出院後住到姊姊家去。而且入院前草伯就退了原本的租屋處，所有家當也都先由外甥拿回姊姊家。

草伯的肯定，讓我們放下了原本懸著的一顆心，聽起來姊姊很照顧他，連退租後的家當都搬過去了。但為了確認草伯身上的管路，可以得到更適切的照顧，還是打了通電話給姊姊。

「哪有可能乎他返來住？阮家不可能乎他返來住啦！房子太小，擱工作沒閒，沒有人可以給他照顧啦！（台語）」七、八十歲的姊姊激動地說著。

再細問之下才知道，草伯姊夫身體狀況也不理想，日常都需家人照顧，加上從事果農的他們，更無多餘的心力可以照顧草伯，站在醫院社工師的立場，我轉述了草伯的期待，並請姊姊來醫院，讓草伯知道家中的難處。

錯誤期待，換來最深的無奈

擔心這樣的結果，對草伯來說是很大的衝擊，在家屬來之前，我先到病房一趟。

「我跟姊姊聯絡過了，聽起來姊姊年紀大了，她可能沒辦法幫你灌食，即使她幫你，可是胃造口必須注重清潔，她在務農也許有些細菌，你很容易被感染。」我試著從照顧問題的角度切入，引導草伯思考更多的可能性。

「沒關係，我可以自己灌，我要回姊姊家！」

「假如真沒辦法，養護中心呢？那邊有專業的人可以幫你灌，我可以幫你聯絡社會局，一起幫你找找啊！」想盡各種理由，探探草伯的感受，或許還有其他的想法，然而這時的草伯，仍陷在「姊姊一家都很尊重我，也願意幫我」的錯誤期待裡。

過了一個週末，我再次前往探訪。

「昨天外甥來找我，他們可能沒辦法照顧我，而且姊姊年紀也大了，好像會很麻煩他們。」草伯間接的語氣暗示，可能沒辦法如其所願了。

過幾天，巧遇來醫院的外甥，並在病房外談了一會兒，

「我們不可能讓他回我家！他只是我舅舅，你懂吧！」外甥態度十分強硬，口氣堅決。

回到病房後，「阿舅啊，你的狀況返到家，沒人顧很危險啊！要去乎人顧啦！（台語）」與剛剛那果斷拒絕的口氣迥然不同，這也難怪草伯內心一度充滿著期待……。

輕狂過往，如今流下男兒淚

三方達成共識後，轉介社會局，協尋機構的責任，也落到我身上。過程中，草伯不時出現「那邊會不會沒人照顧？會不會很無聊？」等擔心言語，想必是他內心的掙扎，仍期待著到姊姊家是否還有實現的渺茫希望，縱使我有再多不捨，面對無扶養義務責任的手足，我也只能用更多的時間，讓草伯知道養護中心的好處。

唯一一次看見草伯哭泣，是在與外甥碰面的後幾天。那日，草伯敘說著自己年少輕狂的荒唐事蹟。

「以前我很不會想，常常打架、鬧事，進出監獄，都是姊姊幫我擦屁股，我連累了姊姊，很懊悔，覺得自己很對不起她……。」說著說著，草伯的男兒淚也跟著潸然落下。

縱使得知自己罹患癌症，草伯也總是故作灑脫。

「能治就治吧，生命就是這樣，死了就死了，乾脆一點，活到六十七了，也夠了。」我想或許是受到早年幫派生活的影響，灑脫正是草伯看待生命的態度。但這樣的氣勢，在面臨「姊姊」這二字時，再多的瀟灑，也都瞬間瓦解。

那些流下的淚水，正也代表著心中無限的悔恨，對家人的千言萬語。

住院的第十四天，草伯順利地出院了，這天，是由外甥陪著草伯出院，也一同陪著草伯住進未來的「家」。

姊弟遠望，褪色且拉遠的親情

因草伯的狀況需要特製營養品，於是在草伯入住安養中心後，也銜接了安寧居家團隊，由安寧居家護理師指導機構人員如何使用。

而安寧居家護理師約每隔一至二個星期，就會將營養品送至機構，同時協助消毒、清理傷口。

然而護理師第一次前往探視時，轉述了機構傳來的訊息：「其實草伯出院入住後一兩天，姊姊與外甥一同前往探視，但姊姊只站門口，始終未踏入機構半步，草伯遠遠地看著姊姊，最後再眼睜睜看著姊姊將門拉上、離開。」

腦海中，不免浮上當時的情景，是多麼令人心酸……。

我並不責怪姊姊無情，或許真是草伯的年少輕狂，也或許是曾經發生過的難言之隱，更或許是目前的確已無多餘心力再像往日般全力相助，讓姊弟間的情誼日漸褪色，拉遠了親情的距離。

然而，對於草伯來說，姊姊是他此生唯一的支柱，但這支柱，也剩下遠觀對望。

裊裊香菸，橘子成為一種思念

因著這一份擔憂，促使我與安寧居家護理師一同前往探視，雖然草伯再瘦了一圈，但還算有活力，我陪著他走到對面的超商買香菸，雖然很多人會責問：「都已經生病了，為什麼還要抽菸？」可是對一個癌末的草伯而言，這也是他僅存的一點「做自己」。

不愧是走過幫派的，草伯海派的個性依然存在。

「來！這些你拿去！」草伯看著店員手上找回的香菸零錢跟發票，並用眼神示意著我。

「這些錢，你留著就好，發票我拿去，中一千萬的時候，再分給你！」我從店員手上接過零錢，放到草伯手中。

再看到草伯買了手機預付卡的儲值點數。

「為什麼想要儲值，你在這邊會打給誰嗎？或者你會擔心誰要打給你嗎？」

「我擔心……，我姊姊有什麼事情要找我的時候，她會聯絡不到我！」草伯緩緩地用手，不流利地嘗試著儲值，我不忍心的接過手機，三兩下的完成儲值。

「來！你幫我打通電話，叫我姊姊拿二箱橘子來，我們家種的橘子很好吃，叫她拿一箱來給你，另一箱你就拿去分給護理師她們。」草伯依然瀟灑地說著。

看著草伯，我連打了三通電話，但都沒人接應。這二箱橘子，是草伯對姊姊的思念，期待姊姊再來看看他的期盼。

我們倆站在馬路口，我陪他抽著菸，其實我不愛菸味，更別說抽菸了。所以還是不免嘮叨幾句：「少抽一點啦。」

「我抽的這不是菸，是一種感覺……。」草伯依舊瀟灑。

我們話不多，而我就這樣靜靜地站在旁邊陪著、看著他。

草伯抽著菸，看向遠方。雖然外表看起來很堅強，但心裡其實很脆弱，渴望著、期盼著姊姊的到來，這支菸，草伯其實只抽了兩口……。

回到醫院，我也嘗試再打電話給姊姊，只是想告訴她，其實草伯的時間不太多了。只是電話那一頭總是「嘟……嘟……嘟……您撥的電話──」的回應著。

電話，沒有接。橘子，沒有到。

直至最後一刻，仍然掛心姊姊

人，還是沒有來。

後來安寧居家護理師告訴我，草伯的狀況惡化了，最多只能從病床起來移到輪椅，沒辦法再像之前那樣走出去……。

當我再次看到日漸消瘦的草伯，大概猜得到草伯所剩的時日不多，推著輪椅帶草伯外出，陪他坐在機構外面的馬路旁，他依然再點了根菸。

「以後如果我走的話……。」草伯突然把話說到這邊，停頓了一下。

「嗯，你有什麼想法呢？」聽到這，以為草伯可能要跟我交代後事，後續想要如何安排什麼的。沒想到他接著說：「如果我走的話，我姊姊年紀也大了，尿布很貴很多錢，你可不可以幫幫她？」

「她有兒子，兒子會幫她啊，你放心，那你自己呢？怎麼不多為自己想想？」

「生命就這樣啊，時間到了，就是該走了。」對自己、對生命，草伯依然瀟灑。

草伯依舊拿出他那老舊的貝殼式手機，這次看到已經快解體了，希望我再為他撥電話給姊姊，我焦急，也不捨。只是不管是用他的手機，或是用我的手機撥打，甚至打給他外甥，結果都是一樣：

「嘟……嘟……嘟……，您的電話將轉接語音信箱——」

這一次，草伯手上的菸，只抽了一口。

幾天後，團隊就收到草伯在睡夢中辭世的消息。我知道，草伯到最後一刻，盼望的還是姊姊。雖然依然沒有達成，但值得欣慰的是，草伯在睡夢中安詳地離開，根據護理之家人員的轉述：「大概是睡下了以後，隔天早上機構的人才發現他已經斷氣了……。」

沒有太多痛苦，連最後的離去也仍是那樣灑脫，對草伯來說，也算是另外一種圓滿吧！

人間安寧
陪愛無悔

事前準備與事後關懷，讓入住機構的長者仍感被愛

自二〇一七年一月起台灣開始實施「長照2.0」，只要是六十五歲以上老人，或領有身心障礙證明者，或五十五至六十四歲原住民，或是五十歲以上失智症者，且符合失能條件者，即可申請。

在「長照2.0」中，包含了居家服務、喘息服務、交通接送、輔具服務、居家無障礙改造等，期待透過長照的介入，降低家屬照顧失能者的負擔與壓力，讓主要照顧者得以有喘息的時間與空間。

然而，因應著少子化的影響，家中青壯人口負荷較大，當家中長輩因失能程度嚴重，導

致生活無法自理，時時須有專人在旁照顧時，在現實經濟壓力與照顧人力的考量下，護理之家、養護中心、安養中心等機構式照顧，成了家屬常見的選擇項目，但長輩的接受程度往往成了關鍵，更是成為家屬兩難的一部分。

心理學者艾瑞克森（E.Erikson）所提出的「社會心理發展八階段」中，六十五歲以上的長者正處於「完美無缺與悲觀絕望」的衝突，此時的我們已經進入人生的最後一章，開始回顧、檢視一生，而多數長輩都期待能夠在自己熟悉的環境中頤養天年，回顧過去、懷舊曾經，而新事物、新環境的學習與適應，往往加深長輩們的不安。

「被遺棄的感覺」，是一般長輩聽到「護理之家」、「養護中心」、「安養中心」時，常會有的刻板印象。

對此，事前討論、長輩意願探問，與長輩一同實地走訪、短期試住，或是從日間照顧中心開始，循序漸進地讓長輩慢慢熟悉陌生的環境，往往會比不告訴長輩，讓一切「船到橋頭自然直」更適當。

入住後，家屬定期的探視、不間斷的關心，甚至不定期的陪同外出，也可以讓長輩感到家屬們的「在乎」，降低「被遺棄感」。或許時代的變遷、社會及家庭型態的改變，造成這一代決策的差異，但不變的卻是人們渴望「被愛、被在乎」的心，如同故事中的草伯，一直盼著姊姊的到來……。

02

四道人生，兩代糾結的生命功課

劉佳宜
社工師

病房裡，除了滿頭白髮的湯伯外，還有一位很積極、很焦慮的女兒……。

服務湯伯的一年三個多月裡，我走進了湯伯家的糾結纏縛，也看見了兩代的情緒衝撞。

六十七歲的湯伯因為關節疼痛、暈眩與胸悶，經急診評估之後轉住院治療。護理師看見陪伴的大女兒，在照顧上有很多焦慮跟緊張，所以希望社工師能前去瞭解，他們是否需要幫忙。

一進病房，最先看到的是滿頭白髮的老人家，心想他就是湯伯了。旁邊陪伴的是大女兒，從面談的提問與對話，我聽到她的期待與擔心。

湯伯早年外遇離婚，兩女、兩子的監護權都判給了前妻。在外院社工師協助下找到了大女兒。儘管父親與母親不睦，大女兒覺得身為長女，知道爸爸病況後不能放下不管，於是為了照顧父親、辭去工作，一路陪著湯伯走過所有就醫歷程。

大女兒說，她知道湯伯罹患前列腺癌，癌細胞轉移擴散，已是末期。而她的焦慮源自於：一是放棄了工作，生活、經濟存在不穩定因素，二是爸爸的病程進展，讓她無所適從，不知道如何處理症狀的變化。

女兒隱忍家庭芥蒂，照顧父親

住院期間，我發現到湯伯與大女兒間的情緒張力很強。

「我放棄所有留在你身邊，可是你根本不懂得體恤，總認為這些都是理所當然的。」

湯伯因為大女兒在，常要求大女兒幫忙買些吃的、用的，但大女兒除了照顧，還需要另外張羅這些事情，不時會抱怨。

偶爾女兒也會跟我說：「我爸說的不是事實，他以前根本不是這樣，我現在來醫院照顧他，我的弟弟、妹妹覺得是我自討苦吃，他們都不願意面對我爸。但是他還是依然故我，都是我自己一個人照顧他，真的很累……。」

湯伯的併發症，透過藥物控制與旁人協助，還能行動自如，所以我告訴大女兒：「我理解妳的處境與擔心，如果疾病的變化可以固定在門診追蹤，讓湯伯生活自理能力晚一點喪失，妳的照顧壓力也能少一些。」我建議她，在醫院期間可以與護理師學習照顧技巧，同時討論媒合長照的居家服務、到宅協助打理湯伯的居住環境，如果擔心有事外出時，湯伯可能在家發生跌倒的意外，也可以申請守護生命連線的按鈴，確保湯伯居家安全。

湯伯出院後的半個月，透過電話追蹤，知道大女兒已到區公所申請變更，湯伯從中低收入戶進入低收入戶系統，因為湯伯已逾六十五歲，除了敬老津貼外，另有租屋補助，經濟壓力緩解許多。此外，長照居家服務也已經進案，一星期中有三天、一天幾個小時會有人到宅服務，減輕家屬照顧壓力，女兒也會定期帶湯伯回院複診中醫跟家醫科，減緩疾病不適。

照顧摩擦引爆衝突，大女兒負氣離開

看似平順的過程，三個月後出現變化，電話聯繫湯伯時，他突然告訴我：「跟女兒吵架，女兒不接他電話，也不來看他了……。」

湯伯跟大女兒間的衝突，一部分源自於女兒對疾病的不了解。癌症末期病人的有些疼痛狀況，正常人並無法想像，但女兒覺得爸爸一直要求回醫院，想做緩解的電療或針灸，其實都沒有成效，頻繁往返的交通造成她經濟與照顧的壓力，加上家庭的過往、日常生活的摩擦，最終女兒承受不了，於是選擇離開。

大女兒離開前，指責湯伯：「你早年那麼不負責任，我願意照顧你的時候，你卻這麼不配合、有那麼多的要求，我已經無能為力了。」

我看到的湯伯總是笑容滿面，很難想像他曾那麼脾氣暴躁，對家人百般惡言相向。因為病情持續惡化，疼痛的不適，家人的離開與晚年什麼都沒有的落寞，病房的氛圍總是讓人覺得辛酸。但跟長女互動時，長女的糾結讓人難以苛責，自小目睹父母衝突不斷，因小三離家多年的父親，如今再次碰面卻已窮困潦倒，無處發洩的憤怒，充斥在每一次的日常。

我看到了雙方的期待與現況，卻也只能在病人與家庭間尋找微妙的平衡……。

湯伯漸漸無法回診，安寧居家護理師開始到宅探視，關心病程變化，並協助領取藥物。

我也約集志工、護理師、營養師到湯伯的住所往診，因為居家服務仍定期到宅提供服務，湯伯的居住環境不致太差。但湯伯因為間歇性疼痛會自己到不同診所、醫院看診，四散、過多的藥物導致湯伯會忘記吃藥，當下就與護理師協助藥物整合。

另外，湯伯有長照的送餐服務，但營養師發現湯伯會挑食，往診後，我同步跟長照中心照護管理專員說明醫療團隊的建議，照護管理專員表示，居服員能做的十分有限，但會請居服員到宅時能儘量的注意與照看湯伯。

某次湯伯再次入院，我嘗試再與湯伯家人聯繫，沒想到是湯伯前妻接聽。湯伯的前妻是非常傳統的人，她沒有多提兩人間的事，但她覺得彼此已走到盡頭，只請我再跟孩子聯繫，她尊重孩子要不要去看爸爸。

「非常抱歉打擾了您，只是在法律上，孩子還是有照顧責任，我希望在能力範圍內，陪孩子一起去思考湯伯這個狀態下，可以做些什麼。」我告訴她。

然而，後來經過多次電話聯繫，孩子始終沒有出現。

因為孩子的缺席，家庭暴力及性侵害防治中心的家防社工開始介入，經過討論，我們覺得以湯伯的身體狀況，不適合再回套房獨居，於是那次出院後，就進行機構安置，機構內有二十四小時的照顧人力，湯伯的營養攝取及藥物服用，也就可以穩定下來。

獨居無人照料，轉往機構安置

幸運的是，入住的這個機構院長蠻有心的，入住前，聽到家防社工提到湯伯的狀況，就說：「我也想去醫院看看、先認識一下這位長輩。」因此湯伯入住機構前，就已經先認識了院長，而且兩人有不錯的互動。

進入機構後，喜歡社交的湯伯，因為有許多長輩可以聊天，而且若有緊急醫療需求，機構也有合約的醫療院所可以處理，安寧居家護理師也會前往機構探視、協助湯伯整合藥物，安寧居家護理師偶爾會在探視後，跟我分享湯伯的近況。

入住機構後沒多久，家防社工與湯伯的大兒子取得聯繫，大兒子表示：「我們的經濟狀況也很有限，可能沒辦法負擔機構的全部費用，但一定額度以下的差額，能多少幫點忙。」湯伯後來提到兒子有時會來探望的事，臉上還會出現燦爛笑容。我勸湯伯：「大女兒的離開，是因為生活上的不習慣，還有言語衝突，現在兒子願意回來看你，你更要珍惜。」湯伯靦腆承認早年是自己不對，會再試著調整自己。

「原來這個家庭擔任潤滑劑的角色，並非長女，而是長子！」每個家庭面對困境會慢慢衍生出獨有的因應方式，看到這些改變，就是身為社工師的驚喜小確幸。

湯伯入住機構後的某天，我跟安寧居家護理師一同前往機構探視，機構院長一路陪同，還戲稱湯伯是湯圓伯，在機構一切都好，請我們放心；而湯伯開心地介紹機構環境，帶我們看他的房間，就像個老小孩一樣分享著他的日常。

經過探視，觀察到湯伯跟機構人員的互動不錯，兒子偶爾也會到機構探視，加上安寧居家護理師會繼續協助藥物整合，對湯伯的掛心總算能放下了。

人生謝幕，家屬善後

有一次，安寧居家護理師來電說湯伯右上肢膿瘍，機構合作的醫療院所完成抗生素療程後又再感染，想確認若回醫院處理的話，醫療費用是不是可以幫忙？考量湯伯家庭狀況，允諾可以申請資源協助，於是湯伯又回到我所服務的醫院。

湯伯入院後，經診斷為壞死性筋膜炎，因為膿瘍位置太深，需要手術清創，清創後的湯伯狀況好很多。

住院期間，我關心湯伯在機構的生活，沒想到湯伯說：「什麼都好，就是常常覺得吃不飽，機構的人都限制我不能吃太多。」但我跟院長討論，院長狐疑：「不會啊，他每次都吃很多碗飯。」

我不確定湯伯是真的吃不飽，還是癌細胞擴散影響認知，所以在這件事上只能當個緩衝的橋樑。但眼看他身體每況愈下，我很希望再約家人聊聊如何面對與處理，但電話始終沒人接聽。因為理解家人的糾結，在能力範圍內也不再叨擾，只能盡力協助湯伯在醫院期間的照顧，以及往返醫院和機構的交通。

癌症病人隨著病程演變之下，體力會急速變差，當長期臥床時會因為痰咳不出來，導致肺炎，解決方式只能密集的抽痰。但臥床的湯伯，非常排斥抽痰導致的痛苦，痰越積越多，反覆發炎之後，開始頻繁的進出醫院。

湯伯行動不便後多是輪椅代步，若來醫院總會請人推他到社會服務室跟我打招呼，但最後幾次就醫，湯伯就是臥床狀態了，總是由救護車載他往返機構與醫院；最後一次住院，醫師評估湯伯的狀況可能無法再回機構了，於是醫療團隊協助轉入心蓮病房，進行善終準備。三天後的凌晨，湯伯靜靜地走了。

當日上班時，安寧團隊跟我說，湯伯病況不好時，有跟家屬聯繫上，家屬有與院外的禮儀公司討論過，最後是由院外禮儀公司來接走湯伯大體。

湯伯往生後幾天，大女兒帶著之前醫院借給湯伯的輔具前來歸還。大女兒隱忍著情緒，僵硬地告訴我：「喪禮告一段落了，很謝謝在家人缺席的過程，有那麼多單位一起協助他，謝謝你們。」

拍拍大女兒的肩，我告訴她：「我能理解妳的糾結，起碼在最後的最後，你們還是送了爸爸最後一程，這一世的牽扯也落幕了，未來家人要好好照顧彼此。」大女兒僵硬地點了點頭，說外頭還有人在等她，再度感謝相關單位的幫忙後，轉身離開了社會服務室。

「道謝、道歉、道愛、道別」，不單是臨終病人的功課，也是家屬與自己和解的開始，陪伴湯伯的過程中雖然留下一些遺憾，但家人願意在湯伯的生命最後，為他規劃最後一程，我想，這是屬於湯伯家折衷版的圓滿大結局吧。

人間安寧
陪愛無悔

❞家庭衝突無解題，Mission I'm-possible?!

《醫療法》規定【註1】，危急病人應先予適當之急救，然而臨床上常面對的狀況是不緊急、但不處理會有高危險性，當病人無法清楚表達時，醫護人員或社政單位是無法代替病人決策。

醫護團隊有拯救生命的使命感，與面對生命倒數的急迫感，而治療計劃是需要跟病人及家屬討論，但隨著社會型態轉變，常遇到無家或無家屬者，部分病人入院時甚至沒有健保卡或身分證，這類病人多有「輝煌」的過往（常有家屬形容：可憐之人必有可恨之處），所以窮困潦倒之際，多數家屬皆拒絕出面，於是醫務社工需要在醫療與家庭間，試著完成不可能的任務。

如過去無扶養子女事實，負扶養義務者可以依《民法》第一一一八條之一【註2】請求法院減輕或免除其扶養義務，惟有如此，方可「你走你的陽關道，我走我的獨木橋」，但絕大多數親屬一則錯綜複雜的情緒難以釐清，二則擔心訴訟曠日費時，多消極因應，導致雖知家家有本難念的經，但親子關係或許疏離，可法律關係尚未解除，相關單位也只能不斷地協尋，請家屬出面。

社工師的工作常會接觸許多生命故事，甚至在與病人的互動中，也能深刻體會家屬間的無奈，我們是去了解關係、釐清關係、陪伴病人及其家庭面對、因應困境，所以協尋家屬並非是將問題或困境全數加諸給家屬，而是希望在服務期間內，陪同家屬去面對或是處理問題與困境。

若您身旁的親朋好友也有類似處境，請給醫務社工一通電話的時間，讓我們有機會成為臂膀，一起去處理家庭內、人生中無法面對的那些人、那些事，畢竟三個臭皮匠總會勝過一個諸葛亮。

註1

根據《醫療法》第六十條：

醫院、診所遇有危急病人，應先予適當之急救，並即依其人員及設備能力予以救治或採取必要措施，不得無故拖延。

前項危急病人如係低收入、中低收入或路倒病人，其醫療費用非本人或其扶養義務人所能負擔者，應由直轄市、縣（市）政府社會行政主管機關依法補助之。

註2

根據《民法》第一一一八條之一：

受扶養權利者有下列情形之一，由負扶養義務者負擔扶養義務顯失公平，負扶養義務者得請求法院減輕其扶養義務：

一、對負扶養義務者、其配偶或直系血親故意為虐待、重大侮辱或其他身體、精神上之不法侵害行為。

二、對負扶養義務者無正當理由未盡扶養義務。

受扶養權利者對負扶養義務者有前項各款行為之一，且情節重大者，法院得免除其扶養義務。

前二項規定，受扶養權利者為負扶養義務者之未成年直系血親卑親屬者。

03

終止無效醫療，撤除維生醫療

蔡靜宜
社工師

看見加護病床旁，兩位白髮蒼蒼老人佝僂的身軀，在病人耳邊呼喚的場景，內心不免揪了起來。

我的出現，代表著醫療團隊期盼我介入關心這個家庭，只是任務有點沈重，我必須告訴兩位徬徨無助的父母，要做好心理準備，他們的兒子可能無法再好轉了……。

深呼吸幾次，我走進加護病房，維生設備、生命監測儀器的聲音，好像放大了起來，單調規律的聲響，空氣中透露著冰冷的氣氛，若平常家人沒來探視時，看到的景象是只有機器陪伴著病人……。

進入病房，映入眼簾的是兩位老人家彎著腰，貼近病人耳邊輕輕呼喚。護理師看見我，大略跟我交班一下家庭狀況。

我現在也是一位母親，那畫面刺進心頭，絕沒有任何父母想看著自己的心肝孩子躺在床上，哪怕只有一丁點機會，也期待醫療能伸出救援的手。但現在，這一丁點的希望就要變成泡沫。我忍不住在心中嘆了一口氣。

前往關心家屬之前，已經請教過胸腔內科主治醫師，明確知道未來就算病人穩定，也會成為植物人。該怎樣開口，跟正傷心的父母說呢？心底默默盤算著。

接納家屬不捨，陪伴靜待時機

走近病床，默默跟病人打招呼：「阿榮，打擾了，我要跟你爸媽談談。」一手搭著阿榮媽媽的肩，輕聲介紹自己：「伯母，我是社工師，需要跟您和伯父談談。」他倆帶著疑惑看著我，同時眼睛含著淚水。

通常我會先確認家人對病情的瞭解程度，因此詢問兩位老人家，對於阿榮的病情是否清楚，阿伯說：「我知道他的病況不是很樂觀，但還是希望醫療團隊可以拚拚看。其他的，不願多想。」

聽到老人家的話語，考量阿榮才剛入院第三天，並沒有直接說阿榮病況不可能好轉，而是鼓勵他們多多給予陪伴，或許阿榮聽到父母親的聲音，會知道家人在為他加油打氣。

與阿榮的父母親會談後，得知阿榮今年五十一歲，未婚，為家中長子，目前與父母同住，先前曾在其他醫院手術過，之後就長久沒工作。兩個妹妹出嫁了，假日才回娘家。據主責護理師陳述，阿榮這次是在路上突然昏倒，路人協助呼叫一一九，送到醫院來，當時已經沒有呼吸心跳，是急救電擊了三十次後勉強拉回來，轉到加護病房。

父母接到通知趕來，因事發突然，難以接受阿榮目前的狀況。醫師已跟阿榮的小妹說過病情，小妹不忍心哥哥持續受苦，也擔心未來長期照顧，對年邁父母與手足可能產生的龐大壓力與負擔。但是，爸媽終究還是存著兒子能夠醒轉過來的期待。醫師也憂慮直說了，父母可能難以接受而情緒崩潰。

全人家庭會議，團隊與家人凝聚共識

因為捨不得阿榮未來可能需要長期照顧，阿榮的小妹主動提到要撤除維生設備。顧及家人心情及後續照顧，醫療團隊會診安寧與神經內科進行評估。

神經內科醫師用腦波檢查，的確顯示阿榮沒有任何反應，也就是說「腦死」狀態，依據安寧緩和醫療條例：撤除維生醫療，需要兩位相關醫師確認為末期。最後透過主治醫師與神經內科醫師兩人判定，阿榮現階段病況屬於末期，也符合撤除維生醫療的條件。聯繫相關團隊及家人召開了全人醫療會議，與會人員除了醫師、護理等專業人員外，還有社工師與安寧共照師，另外也邀請了阿榮父母親、兩位妹妹，以及外甥子女一起與會。

會議氣氛自然不會太輕鬆，專業說明也要能讓家人理解。

主治的胸腔內科醫師先說明阿榮的情況，屬於缺氧性腦病變的重度昏迷，也就是說已經不能恢復、也不會清醒，而且阿榮的心臟功能也正在衰竭。當然，專業判定的說明，對家人來說其實很沉重，父母親和兩位妹妹能理解也有共識，確定可以撤除阿榮的呼吸器。

「這個撤除呼吸器的過程，符合安寧緩和醫療條例程序，醫師會考量家人擔憂撤除維生醫療的過程『會不會讓阿榮造成痛苦，或感受到不舒服？』所以整個過程都會用心調整用藥或提供醫療處置，絕對會以病人舒適度為優先。」我也從社工師角度告訴家屬，因為不要讓他們在做此決定時不會備感壓力，再次理解到所做的決定符合常規，也可以安心，不會留下擔心或遺憾。

白髮送黑髮，止不住的心痛

除了參與會議，提供專業意見，我也觀察家人的反應，尤其是阿榮的媽媽，她聆聽醫師與團隊成員的說明時，非常安靜，不發一語。

直到會議達成共識要結束了，阿榮媽媽突然嚴重的喘了起來，臉部脹紅，一看就是換氣過度，然後情緒跟著崩潰。一隻手搥打胸口，痛哭失聲的說：「我好難過，我揪無甘看他這樣（台語）……。」

我和家人趕緊扶住她，拍背舒緩，待媽媽情緒較為平復時，才慢慢說出她的心疼。

原來，阿榮曾經動過腦部手術，都是由母親照料他的生活。媽媽表示，阿榮吃了很多苦，自己身為母親卻沒有好好照顧，才讓他現在還要受罪。

「我知道您很難過，阿榮也受了很多苦，讓您很心疼，可是阿榮這次的病況，經過這些折騰，的確沒辦法像以前那樣跟您說話了。可是我相信您說的話，阿榮聽得到，也會很認真聽，其實可以在床邊跟阿榮說說話，告訴阿榮，您有多愛他，讓他可以安下心。醫療團隊跟家人，我們也一起努力，讓阿榮在這段日子不要那麼辛苦。」我用同樣是母親的心情，抱著阿榮媽媽，對她說。

母親含淚抿唇，像是咬著牙，吞下錐心苦楚般地點點頭。

這種「白髮人送黑髮人」撕心裂肺的痛苦，不可能我跟她說說就能過得去，一定相當煎熬難受，只能請其他家人多留意媽媽的狀況。

撤除維生醫療，不再受苦

進入撤除呼吸器的準備工作，我提醒家屬：「阿榮拿下呼吸器之後，不能確認自主呼吸的時間有多久，根據以往的經驗，有可能是當下就離開，也有可能還要過個兩天才告別。」所以，如果可以，撤除呼吸器的時候，都會請家屬盡可能到醫院陪伴。

另外的難處則是，阿榮救護車送到醫院的診斷是到院前心臟停止，沒辦法確認他路倒的真正原因，醫院端就沒有辦法開立死亡診斷書，也就是家人要去派出所申請司法相驗。對阿榮的家人來說，無疑是雪上加霜的困擾，但法律規定還是必須遵守。

「阿伯，有沒有要依照傳統習俗，讓阿榮留一口氣回家？」最後，我跟安寧共照師詢問阿榮的爸爸。

「家裡是公寓，沒有要留一口氣回家，還是希望在醫院宣告死亡。」爸爸表示。

我只能再提醒家人，依法律規定，在這種情況下，醫院無法開立死亡診斷書，還是要勞煩家人去派出所申請相驗。或許是身為家中一家之主及父親的角色，爸爸沒有過多的悲傷，只淡淡地說：「該面對的，還是要面對。」

所有程序細節都讓家屬清楚後，隔兩天，阿榮在加護病房撤除呼吸器，當下他沒有突然發生的危急症狀，因此隔天團隊陪家人，帶著阿榮轉往心蓮病房照顧，讓家人與親屬有更多機會可以跟阿榮道愛、道謝。

阿榮從意外發生、急救、撤除呼吸器，到轉往心蓮病房，處理過程中，阿榮的家人一路經歷許多壓力，甚至難捨的煎熬，但最後理解所有醫療程序的意義，能夠陪著阿榮不再受苦，平靜安適的離開，家人因為得到更充分的時間陪伴阿榮，心情就稍微平穩下來。

阿榮在心蓮病房往生後，阿榮的小妹隔天到醫院請醫師開立診斷書，進行保險申請。我特別關心到媽媽和其他家人目前的情緒，小妹說：「不後悔做了撤除呼吸器的決定，因為這樣反而有更多的時間陪伴哥哥。他走的時候就像睡著一樣，媽媽雖然還是很難過，但也放下了，也謝謝團隊的幫忙。」

聽到阿榮小妹的話語，讓我安心不少。也不斷提醒自己，面對撤除維生醫療後，不是只有注意到病患的身體狀況，同時應該更為留意家屬的情緒，陪伴家屬度過病患的臨終階段。

陪伴撤除維生醫療的抉擇及過程

有人說，人生中有三次善終的機會，第一次是在心智健康時，思考並簽署「預立安寧緩和暨維生醫療抉擇意願書」；第二次是罹患重病時，把握機會簽署意願書；第三次是在昏迷且病況危急時，由家人或法定代理人為病人做善終的決定，選擇不急救或是撤除維生醫療。

依照《安寧緩和醫療條例》第七條規定，不施行心肺復甦術須符合有二位醫師診斷確為末期病人，且應有意願人簽署之意願書，或由最近親屬出具之同意書，則原施予之心肺復甦術或維生醫療，得予終止或撤除。

撤除維生醫療目的是希望善終，讓病人不要再繼續這麼辛苦，因此過程中，任何的醫療措施及歷程，都會以病人最大利益及舒適度為優先。

在病人或家人主動提出撤除維生醫療的意願時，首先，須先確診是否符合末期條件，由兩位主治醫師進行診斷是否為末期，其中一位需為相關專科醫師，此時醫院會召開全人家庭會議，確認家人都清楚瞭解流程及提問相關問題，也盡量讓家屬瞭解這樣的醫療決定，對於病人及家人都是符合法律及倫理，希望不要引起自責的情緒。

會議中，也會再次告知撤除維生過程會讓病人降低不適感，讓家人做此決定後，可以更為安心。取得家人的共識後，撤除維生醫療之同意書，則由家人一人代表簽署即可。因不確定撤除維生醫療後，病人的存活時間，因此團隊會由家人決定撤除的時間，讓家人有機會陪伴在旁。

然而，由家人做出決定是件不容易的事，家人會擔心做這樣的決定是否正確，因此尤為需要醫療團隊的支持和關懷，團隊不斷的說明和澄清是必要的一環。安寧緩和強調四全照顧——全人、全家、全隊、全程，在撤除維生醫療的抉擇及過程中，不僅照顧病人，也讓家人的不捨與心疼獲得照顧。

04

還是被急救插管了！

吳宛育
社工師

家人提到阿文伯就很生氣，也不太願意到醫院探視。很喘的阿文伯替自己預立了善終，但家庭功課尚未做完的他，善終的期待面臨考驗……。

「阿文伯，你不要下床啦，等一下又要跌倒了……。」

「我不要用便盆椅！」

阿文伯，六十歲的老菸槍，罹患慢性呼吸阻塞，病情起起伏伏，但還算在控制中；一年半前腹痛，就醫後發現胃癌，並且有肝轉移，已經無法手術了。阿文伯這一年半來每隔十天就住院四天做化療，來來回回共做了三十多次的化療。

前幾天，家人發現阿文伯在家裡很喘，把他送進了急診。主治醫師收住院後發現，病人除了喘也開始出現認知混亂，又轉進加護病房，一度還插管治療，後來順利地移除氣管內管，再轉回普通病房。

這是阿文伯第一次病情嚴重到住加護病房還插管，讓他非常地焦慮。住院期間，家人很少來探望，讓阿文伯更生氣，他也擔心在病房沒人照顧，所以出加護病房的時候，特別叮囑護理師幫他請看護。

病房裡，麻煩的頭號人物

轉到普通病房後，因為阿文伯付不出看護費用，兩天後，看護氣得收拾行囊離開，當時嘴上還一直嚷嚷著被積欠的那些錢。

阿文伯還是很明顯地發喘，氧氣鼻導管二十四小時使用，離開氧氣上洗手間也會喘起來，一度還跌倒。因此，護理師把便盆椅推到床邊，還做了各種預防跌倒措施，加裝離床警報器，一旦病人擅自離開病床便會警報提醒。但對阿文伯來說，在床邊上廁所實在很痛苦，常常不理會警報就擅自行動，這讓照顧他的主責護理師非常緊張，再加上阿文伯的脾氣也不小，病房就常常就聽到焦慮的護理師和不聽話的阿文伯高分貝的對話。

安寧共照護理師和主責護理師分別因為家庭支持不佳及照顧問題，把阿文伯轉介給我，看來，阿文伯在病房裡真的是個麻煩的頭號人物。進了病房，發現阿文伯的病床非常髒，床上滿是餅乾屑，頭低低地縮坐在床上，因為急喘，大半時間都是坐著睡，已經好幾天沒躺下睡覺。

阿文伯抬起頭來看我一眼，隨即低下頭了努力吸口氣，開口第一句話竟是：「護理師說，妳會幫我付錢請看護！」

什麼？社工師又不會印鈔票，要申請補助，也得經過經濟評估吧，耐心跟他澄清後，阿文伯的第二句話是：「所以妳是要幫，還是不幫？」感覺衝突一觸即發！

「阿文伯，我知道你現在急著需要幫忙，可是你可以給我一點時間嗎？讓我瞭解你的狀況，我才知道你的難處在哪？我才知道我可以幫什麼忙。」阿文伯這才沒那麼嗆。

總算，我們可以好好對話了。

離婚前妻，同住一個屋簷下

阿文伯是水電師傅，開始化療後就無法工作了。他和前妻有一兒一女，目前與兒子同住，女兒出嫁沒多久。雖然和前妻已經離婚十多年了，仍同住一個屋簷下，但是兩人不太講話，各自吃喝。女兒在工廠工作，還算蠻常回家，兒子在水電行工作。

因為阿文伯離婚、女兒也嫁了，所有事情都要由兒子一肩扛起，要負擔家裡的房租，以及阿文伯的生活開銷。阿文伯前妻幫他買了一個保險，預防他以後要依賴家人，所以目前他就是依賴保險金，以及偶爾兒子會給他的生活費過日子。

我希望再找其他的家人瞭解，打電話到他家，恰巧是前妻接的電話。前妻氣他都沒養家，很沒責任感，和他結婚以來，他賺的錢都沒拿回家，也不知道花在哪，他基本上是一個人吃、一個人飽。阿文伯脾氣也不好，前妻抱怨著：「你知道他對我有多壞嗎？」兩人爭執不斷，阿文伯也曾動手打過她，而且前妻要到處打工來維持家計，養活小孩。倆人早已離婚，但因為住外面還要花錢，所以就一起住，但前妻擺明「我和他已經離婚了，他的事情我不管。」甚至慶幸還好有幫他買保險，以免什麼都賴在她身上。

「所以你會幫我請看護嗎？」和阿文伯協商後，因家庭關係緊張，阿文伯的保險金不夠支付看護費用，所以使用醫院的社服基金幫他補上差額，可以順利請看護照顧。但是阿文伯本來就不是個會配合的人，和看護也是爭執不斷。換了好幾個看護，直到阿文伯開始喘到不太能動了，衝突才停止。

當日來回，出院多波折

住院期間快一個月，阿文伯家人一直都沒有來醫院看他，只有一天兒子拿錢來，還擺個臉色，讓阿文伯從生氣轉為沮喪。

「再不來，我就要死在醫院！」阿文伯甚至威脅兒子，他打了電話給兒子。

「要死，你死呀，不必特別打電話給我！」兒子被逼急了，竟然衝到醫院來罵他。兒子把錢丟在床上，阿文伯還來不及回嘴，兒子轉頭就走。

「為何要用這種方式叫兒子過來呢？」我問他。

「因為他是我兒子呀，老子住院都不用來看嗎？」阿文伯儘管很喘，仍然怒氣沖沖。

其實阿文伯只是希望家人能來看他，但他的方式卻往往把家人推得更遠了。阿文伯的家人不是一開始就是這樣的，阿文伯個性很孩子氣，一個不如意便會破口大罵，再加上以前並不是個顧家的男人，前妻越來越不能忍受他的頤指氣使，兩人衝突不斷。

住院期間，主治醫師希望召開家庭會議，但阿文伯的兒子要嘛拒絕、要嘛前妻就是說自己跟他沒有關係了，阿文伯他自己決定就好了、我們要工作很忙之類。醫療團隊實在無法評估家人對阿文伯疾病的認知。

阿文伯住了快兩個月後，雖然還是會喘，但病情穩定了，所以醫院協助提供特殊的高劑量氧氣製造機，讓他帶回家使用，並且也轉介了安寧居家護理師儘快家訪。打電話給前妻，詢問回家後的照顧，前妻說回到家就自然有人會顧他，會幫他料理三餐，詢問是否可以到醫院辦理出院手續，前妻拒絕，她只願意在家等前夫，會幫他搬東西進家門，但這樣的出院返家準備讓團隊不免擔心。

果不其然，早上回家，因為阿文伯沒有教前妻，前妻不知道怎麼使用氧氣製造機，潮濕瓶的水加得過多，導致機器受潮故障，當晚，阿文伯就自己叫計程車回醫院。

我不要再被插管了！

經過這樣一折騰，阿文伯又回到了病房，急喘狀況越來越明顯，上去看阿文伯時，阿文伯孤坐在病床上，主治醫師來看他，也在討論剩下的化療是否要再繼續。

因為喘，阿文伯已經好久沒有離開病房了，其實這也讓阿文伯的情緒變得更不好，和主責護理師講好後，準備好氧氣鋼瓶和輪椅，我問阿文伯想不想要去外面走走，阿文伯眼睛一亮好像有些期待，只得趕緊補充：「我們不能走遠，去病房的日光室吧，可以看夕陽。」

離開病房阿文伯的情緒好多了，夕陽餘暉依然刺得讓人無法直視，阿文伯想多待些時間，讓夕陽溫暖冷氣房中的冰冷手腳。我問阿文伯：「到底發生什麼事情，讓家人這麼生氣？」他搖搖頭，沒正面回應。阿文伯說：「我有打電話回家，說對不起，但是她說我是虛情假意。」阿文伯想彌補道歉，但是似乎還沒取得信任……。我鼓勵他：「總是要有人跨出第一步，你盡力了，或許哪天她會想起，改變都是從小地方開始。」

「我這病最後還是會死吧，不管是癌症還是我的肺（阻塞）。」話鋒一轉，他說：「隔壁床的人走了，我應該遲早有一天也會是一樣的吧……。」幾天前，隔壁床的病人走了，孩子在床邊哭，我想這幕應該震驚了阿文伯，這幾天大概都在思考這件事吧。

「你知道吧，我之前被插管過，我不想要再一次了！」

回到病床，阿文伯馬上就跟我要了「預立安寧緩和醫療暨維生醫療抉擇意願書」，立刻就簽署，他問一定要有見證人嗎？因為一直沒有家人來，我建議還是要讓家人簽，他撥了個電話給兒子，兒子找了女兒來簽，女兒簽完以後，還是要兒子來簽，兒子晚上只好來簽了。

危急之刻，還是被急救了！

阿文伯呼吸越來越費力了，主治醫師跟病人討論轉心蓮病房，病人同意。但前妻透過看護向病房表示拒絕轉到心蓮病房，「因為孩子還小！」但明明孩子都已經成年甚至嫁人了。剎那間，我似乎有點懂了。

前妻回到了十多年前，辛苦地維持整個家，即便阿文伯不顧家，即便她生氣委屈，她還是拉著阿文伯，不讓這個家散掉，她還是住在這個家裡維繫著家人，假設「家」的樣貌。

還在想要怎麼跟前妻溝通，隔天，接到安寧共照師打電話來說，阿文伯在急救！我嚇了一跳，怎麼可能，趕緊到病房了解，才知道，今天突然血氧開始掉，病房打電話回家，是前妻接的，前妻被嚇到了，和女兒一起衝到醫院，女兒不要急救，前妻突然情緒失控不能接受，就跟女兒說要急救，女兒猶豫但配合了。

雖然簽了意願書，但阿文伯還是被急救了！

團隊決定要好好跟前妻聊一下，主治醫師、安寧共照師和我，趁阿文伯在急救時和前妻及女兒談一下目前的狀況，前妻直言：「怎麼可以放棄！」、「放棄他就死了！」、「他如果死了我怎麼辦？」前妻的反應和之前冷淡不理，完全不同。

主治醫師解釋了一下阿文伯的病情，他有慢性肺阻塞，胃癌肝轉移，病情是持續惡化，前妻說：「我知道，但是怎麼會這麼快死？」主治醫師再度解釋，其實病人入院肺炎感染嚴重，且從原本左下肺浸潤發展至雙肺，他已經撐了一段時間了。

我再補充：「其實他自己知道狀況不好了，所以他打了電話給妳，跟妳說對不起。」

前妻很驚訝地看著我怎麼會知道，本來我想特別再多說一些阿文伯的心情，但此刻最重要的是，希望趕緊讓家人達成共識，不要再繼續急救了。

「阿文伯知道自己的病情，所以幫自己做了安排，並不是你們不救他，而是他的急喘及癌症，即便救起來，還是會有再急救的可能。」前妻和女兒最後同意不再急救了。

但也因為已經急救了，阿文伯再度被插管送加護病房！

阿文伯的嘴巴含著氣管內管，醒來時非常地躁動，馬上被約束在床上，也無從得知他對於急救的反應了。好消息是，相較於之前住院的冷淡，前妻和女兒現在常來加護病房探視，恨有多少，愛就有多少，或許這是阿文伯要付出的代價吧！不過家人常來，多少可以安撫阿文伯的躁動吧！

最終，阿文伯心臟功能越來越差，最後，在睡夢中走了，這一次沒有再被急救了。

善終的功課

常有病人或家屬來社會服務室，便說：「我要簽拒絕急救的文件」，其實這份文件的全名是「預立安寧緩和醫療暨維生醫療抉擇意願書」。

文件裡有四個選項，依序為：

□接受 安寧緩和醫療

□接受 不施行心肺復甦術

□接受 不施行維生醫療

□同意 將上述意願加註於本人之全民健保憑證（健保ＩＣ卡）內

從疾病歷程來看，意願書文件涵蓋了始於醫師宣判末期，到瀕死時的急救措施，前三項是可單選或複選，最後一個選項是我們希望能加註在健保卡上，讓醫療人員可以方便讀取意願。

我們應檢視自己，期待一個怎樣的善終過程，絕非僅限於瀕死階段，而是從末期開始，既已無可治癒，若能經由安寧緩和醫療協助減緩因為症狀所帶來的不舒服，例如疼痛、急喘、腸阻塞等末期症狀，讓自己保有基本的生活品質，應視為一個連續的過程，才能讓病人安適，家屬放心。

特別強調的是，依《安寧緩和醫療條例》第七條的規定【註】，須為末期病人，且有本人的意願書或最近親屬的同意書，才可以不被急救。換句話說，非末期的病人還是要急救！

常有民眾覺得「我就是不要急救！」其實，法律保障生命權，讓醫療人員依法必須好好地救治，非末期疾病可藉由急救挽回生命，是我們身為國民所享的基本權益，急救不應被汙名。但急救如果是放在末期病人，只是延長瀕死歷程，才被視為無效醫療。

當我們在意識清楚時，就該跟家人討論自己對於末期的想法。有些人會認為，我的小孩很難溝通，反正我簽了醫院就依法配合，但實際臨床狀況，就如同個案的阿文伯，醫療團隊面對緊急狀態，馬上遭遇的反應往往會是「活的人會告，但死的人不會告！」其實這不能怪醫院，而是大環境下醫療人員的無奈。

想善終，你也得做點事！

註

《安寧緩和條例》第七條規定，不施行心肺復甦術或維生醫療，應符合下列規定：

一、應由二位醫師診斷確為末期病人。

二、應有意願人簽署之意願書。但未成年人簽署意願書時，應得其法定代理人之同意。未成年人無法表達意願時，則應由法定代理人簽署意願書。

05

阿彥的願望

蔡靜宜
社工師

阿彥因腫瘤壓迫頸椎，下半身無力已經持續一年多，終日只能躺床看著天花板。

他不怨天尤人，甚至主動提及捐贈器官，想對社會有些貢獻，只是這些想法，都還沒有跟媽媽及家人商量……。

一開始接觸到阿彥，是因為他需要經濟協助，因腫瘤壓迫頸椎，導致阿彥生活無法自主，主治醫師與神經外科醫師討論後，可開立身障證明。

我請家屬先去區公所拿身障鑑定表給醫師填寫，以符合相關福利申請資格。不過，迫在眉睫的床邊照料，沒辦法等待社政資源，於是我先申請醫院基金補助半日的看護費用，夜間照顧由就讀高職進修部的兒子和阿彥弟弟，輪流接手。

五十歲的阿彥，在孩子國小時跟太太離婚，一對子女的監護權判給阿彥，身為長子的他與母親同住，本來經營飯糰小生意，也算過得去。被診斷出肺癌時，他努力了兩年多，但疾病沒有如預期獲得良好控制，心理上也逐漸認命，沒有怨天尤人，甚至沒有太多恐懼。

告別之前，還想多做一些事

「我真的對小弟感到拍謝（台語），現在家裡面全都靠他了！」阿彥這麼對我說道。

比起對疾病的擔憂，阿彥更擔心的是，對於生病造成的經濟壓力，現在完全要由弟弟來協助，一直感到過意不去。阿彥也算是經歷生命浮沉的人，總有著「還要做些什麼事」的積極態度，就像他不想讓弟弟因為他，負擔過多的生活所需。

雖然離婚，還是重視著兒女教育。大女兒已經在外地求學，相依的兒子在高職夜間部進修。兒子雖然才高職階段，卻也努力為家庭付出，配合著所有需求，像阿彥的高齡母親來醫院探視，都是這個孫子往返接送。

阿彥自己說，兒子真的很懂事，也沒有所謂的叛逆期。只是，阿彥在兒子面前，維持著父親的嚴厲，要求也很嚴格。

我從阿彥離婚、子女仍在就學的現況條件，找了符合社會福利介入的方法；並以醫師診斷建議家人申請身心障礙證明，希望取得政府的社會福利資格。眼前，阿彥的肺癌，已進展到腫瘤壓迫頸椎神經，必須有人時時照料。

全天候的看護費用龐大，協調了阿彥的兒子及弟弟，願意承擔半日照顧，另外的半日就申請醫院基金幫忙，總算先降低一些財務壓力。

「謝謝蔡社工的幫忙，讓我安心不少。我自己也知道生命所剩下的時間不多了。」阿彥對於提供的協助，在我例行到病房看他時，突然說。

心想，這是適合談末期意願的契機了，因此藉這個機會詢問道：「若有一天，你的病況真的越來越不樂觀，你有什麼想法嗎？」除了他不想要急救醫療措施外，也主動提到很久以前就有器官捐贈的意願。

我好奇阿彥為何有此想法？他一派輕鬆且微笑地說：「以前沒特別做什麼善事，所以想對社會有點貢獻。」另外，他提到表妹也是視障人士，明白她的辛苦，所以想要捐贈眼角膜。

這算是他最後的心願吧？卻只跟我說，都沒有跟家人商量過。

我鼓勵阿彥主動與家人討論，希望阿彥和家人能充分的討論，我也隨後電話聯繫弟弟，告知病人有這個想法，但我沒有急著要家屬給出答案。同時，我也通知器捐協調師，告知病患的心願及疾病狀況，請器捐協調師能先行評估。

天下慈母心，不捨孩子為病所苦

阿彥八旬高齡的媽媽經常來醫院陪阿彥，我去病房時，剛好遇到她來醫院。媽媽很客氣的謝謝社工師的幫忙，但一講到阿彥，依然像天下所有慈母一樣，看著受疾病折騰的兒子，充滿無奈，說到深處不免也老淚縱橫，老人家總是習慣責怪自己：「我老了，沒路用（台語），沒辦法幫忙家裡的生活，連自己的兒子生病了，也幫不上忙！」

聽著老人家的話語，可以感受到對於阿彥的心疼和對自己的責備。這時的我陪伴著媽媽，傾聽她的煩惱。握緊那雙有著歲月痕跡、顫抖的手，肯定媽媽能夠前來陪伴，因為家人尤其是最親的媽媽在旁邊，一定會帶給阿彥很大的支持力量。

「過去阿彥治療時，常常看到媽媽陪在旁邊，他也都很努力挺過來啊。媽媽的陪伴，是無人能取代的。」我說。

對於媽媽憂慮的經濟開銷，我告訴她，醫院這邊瞭解家庭吃緊的狀況，甚至沒有人力幫忙照顧時，也都協助了看護費用、轉介基金會幫忙等，希望老人家能寬心，只要來的時候全心陪伴就好。

阿彥的病情在普通病房已經控制不下來，尤其是末期疼痛及呼吸喘的狀況日趨嚴重，於是準備轉到心蓮病房進行症狀控制，減緩不適。

「我們回家去，好嗎？」此時，阿彥也不斷說著想回家的心願。

器捐決定，衝擊家人情緒

入住心蓮病房時，我跟其他家屬們提起：「阿彥曾說要器捐的想法，先前有跟弟弟告知了。」我考量時間急迫，直接跟手足、子女說明器官捐贈的概念跟流程，家屬需要知道的細節等。阿彥的弟弟跟子女都能理解，也都表示尊重阿彥的想法，明白這是他的心願，而他們的心情也都是捨不得阿彥繼續受苦。

但阿彥媽媽因為心情難捨而無所適從，她不是那麼理解器官捐贈的細節，也不知道該如何決定，其實也是情緒上很難接受兒子要先離她而去，更糾結在也想尊重兒子的想法。我完全能理解這些擔心和疑慮，更知道她害怕兒子會痛，或者捐贈後兒子外觀的改變。

「阿姨，很捨不得吧！」我先同理媽媽的心情，握著媽媽的手，此時的媽媽開始落淚。

等了一會，我才接著繼續說：「阿姨，妳一定很捨不得阿彥，但阿彥的狀況真的越來越不好了！」

「這我知道，也做好心理準備了！現在只希望他末期階段能夠快活（台語）！」媽媽勉強回答。

「我理解妳的期待，這也是我們轉來心蓮病房的原因，希望阿彥不要太痛苦。另外，阿彥之前有跟妳提想要做器官捐贈嗎？」我繼續輕聲地說。

「我知道，其實我是尊重他的想法，但還是有些擔心。」媽媽點點頭。

我很簡單直接地向媽媽解釋：「阿姨，阿彥願意做器官捐贈的精神是很不容易的，所以醫療團隊在過程中會隨時留意，阿彥不會有不舒服或辛苦的感受。也不會因為要做器官捐贈，而忽略對阿彥醫療上的照顧。」並進一步說了阿彥器官捐贈的決定是要貢獻社會，也是體會到表妹眼睛看不到的辛苦。

「他一直很想完成這樣的心願……。」媽媽這時才慢慢放下情緒，釋然地接受了。

回家巡禮，再返回院圓滿心願

啟動器捐準備後，器官協調師會請醫療團隊先為阿彥抽血檢驗，另外會診眼科醫師評估是否符合捐贈眼角膜的條件，如果確定符合，則會在阿彥往生後六小時內到開刀房。

當然團隊會密切注意阿彥的狀況，我全程陪伴著家屬，並向他們說明，如果在準備過程中，臨時不想要器官捐贈，想喊停也沒有關係，團隊完全會尊重家人的選擇，希望家人不要太有壓力，也不要擔心過程會讓阿彥很辛苦。

我與器捐協調師確認結果，阿彥的眼角膜符合捐贈條件。而安寧團隊理解阿彥想回家的心願，所以仍協助阿彥從心蓮病房出院返家，跟熟悉的環境與家人團聚。隔天，家屬再打一一九送阿彥來醫院。

再度回院這天，阿彥的心跳跟血壓已經不那麼穩定，團隊發出病危通知了。晚上九點多，阿彥的弟弟們考量媽媽已經八十多歲，也擔心她傷心過度，先安排媽媽返家休息。三位弟弟與一雙兒女都隨侍在側。

我讓家人在床邊陪伴阿彥，說說他們對阿彥的感謝，弟弟們都告訴阿彥可以安心，他們會好好照顧媽媽和他的兒女，尚在就學的兒女面對父親將要離世，一時情感無法接受，彆扭地面對最後告別。

「我很愛您，感謝您把我們養到這麼大。」他們試著說出對爸爸的愛和心情，兩人告訴爸爸會好好念書、照顧阿嬤。

輕聲細訴著過去不曾表達的愛，阿彥的弟弟、兒女透過眼淚訴說捨不得，也像是準備接受永別。我在旁邊一邊引導和陪伴，也深刻了解到——人間啊，唯有送別最是難忍。

晚上十一點多左右，心電圖安靜地不再波動了。

大家配合團隊輕聲跟阿彥道別，在心中合十，默唸佛號，凌晨一點多進入開刀房，全家人隨著病床行動，一邊是相伴，一邊是告別。

在開刀房門口前，我告訴阿彥：「阿彥，你現在已經沒有病痛，要當一個救人的菩薩，幫助別人的眼睛恢復光明，你的家人都在這邊陪你，你要安心。」

兩小時後，阿彥完成了捐贈，已經凌晨三點，但家屬絲毫未有倦怠，在醫療團隊和醫療志工列隊合十的送行下，阿彥離開手術室到醫院助念堂。

病人內心平安，家人期待的善終

「大哥出院了，我們沒有病痛了！」在禮儀社人員引導下，家屬同心說著。

醫療志工們來幫忙助念，家屬也在一旁跟著助念。

阿彥的大弟告訴我，剛剛看到阿彥的樣子那麼祥和，醫療團隊細心地縫合，外表完全看不出來有進行過捐贈，就像是睡著了一般安詳。即使很難過，可是他相信大哥內心充滿慈悲與平安，這也是家人所期待的善終和圓滿。

不管是捐贈者還是家屬，其實都希望此生圓滿，不要留下遺憾。這不僅是醫療團隊的努力，更需要家人的支持。我很佩服阿彥與手足間的情誼，我想這也是阿彥可以坦然面對生死的原因之一吧，他可以放心的把媽媽和兒女交給弟弟們。

告別式前幾天，我代表院方向花店訂了花籃送到會場，告別式當天，我和醫院志工一同前去致意。因白髮人不能送黑髮人的傳統習俗，媽媽是坐在外面的。我坐在媽媽旁邊的座位陪伴關心，此時媽媽情緒已經較為平穩，算是能接受兒子的離開，她也很感謝團隊一路照顧兒子和她。

這一刻的我們相視而笑了，心情是因著圓滿而感到欣慰。

一年了，因為醫院舉辦器捐家屬聯誼會，我再度與大弟聯繫，他告訴我：「不後悔當初尊重大哥的決定，很謝謝醫院的照顧。」我關心媽媽的狀況，大弟表示媽媽現在身體硬朗，和他住在一起。

看著大弟提供阿彥在世時的照片，媽媽的笑容和弟弟對阿彥的祝福，依然歷歷在目。

器捐大捨善行，大愛讓生命無憾

關於「器官捐贈簽卡」，可由當事人本人同意且簽署完成，並註記在健保卡。簽署過程中，為避免未來爭議及方便和家屬溝通，建議當事人應該向宣導單位詳細了解相關內容及流程，並且轉達家人知悉。

畢竟事前和家人討論，表達對器官捐贈的看法和期待，日後當事人在病況危急或末期階段，醫護人員在與家人討論末期照護及器官捐贈時，可以更有效溝通，以取得家屬同意和認同。

器官捐贈的提出，往往是意外發生或病程進行到末期時，無法再做任何醫療處置，此時的家屬已經處於極度哀傷狀態，同時也因手足無措，而無法很理性的思考，若還要再決定是否要同意進行器官捐贈，無疑是非常困難的歷程。因此，事先與家人討論，有其必要性。

《人體器官移植條例》第六條規定，需經死者生前以書面、遺囑同意或死者最近親屬以書面同意。目前以臺灣文化而言，家屬若不忍死者的遺體被摘取器官，而轉為不同意，醫療團隊往往會因尊重家屬感受，很難堅持進行器官捐贈作業。

有時家屬也會擔心，若已決定器官捐贈，醫師會不會就不治療病人了？其實並不會，醫護人員會等到病人病況處於危急或末期狀態，無法再進行其他醫療措施時，再與家屬取得同意後，才會進行器官捐贈作業，並不會因此影響醫療照護品質。

進行器官捐贈作業時，醫療團隊會隨時與家人聯繫和說明，留意家人的情緒及擔憂，希望避免影響家屬未來哀傷的歷程，能無憾的完成器官捐贈的決定。

器官捐贈是「將小愛化為大愛」的勇敢，社工師與團隊在過程中，對於病人、家人的完整照顧陪伴，正是對此「大捨善行」表達感恩的回饋行動。

PART 2

心安

安頓情緒，停止折磨

從罹癌開始，癌症病人面臨身、心、生活的改變與衝擊，心理上的痛苦往往比一般人來得高。根據統計，自殺率更是高於一般人。

當身體遭受病魔摧殘，內心該如何平安？

當病人說：「我沒有活下去的理由！」最重要的是以開放接納的態度，了解病人的想法及感受，不急著批判，運用傾聽的力量，或許可能是一種改變的契機，也才能夠停止雙向的折磨，走向「善終」的積極意義——好好活著、心存善念、身行好事。

01

拿生氣，懲罰自己的阿雅

吳宛育
社工師

第一次接觸阿雅，她就威脅如果復發就要跳樓。在電話中連珠炮的轟炸下，我知道，包裹的是個對死亡焦慮的心……。

雖說病人各式各樣，有一種類型是我當社工師不喜歡遇到的，就是一直散發威脅、抱怨情緒的那種，如果剛好他又是癌症末期、即將面臨死亡的病人，就會讓我陷入理智和情緒的交雜衝突……。

阿雅的癌症其實不是在我服務的醫院治療，因為罹患子宮頸癌，腿部在治療過程發生嚴重水腫，就近到我的醫院復健。

「你們夜間批價讓我等很久，六點下班趕過來，又要配合夜間復健八點結束，我只有短短的時間可以復健，批價讓我空等二十分鐘，只剩下少少的時間可以復健。你們這樣為難我，讓我的病情加重，我死也不原諒你們！」

「過幾天要看報告，如果癌症復發，就要在你們醫院跳樓！」最後撂下狠話，甩頭就走。

客訴轉給醫事室門診書記組長處理，改善流程面，已經大幅縮短等待時間，但是似乎一直無法讓阿雅滿意。從流程等待時間，不斷衍伸到如果癌症復發，就要在我們醫院跳樓！這樣尖銳賁張的情緒，醫事室無法處理，只好轉給社工師。

電話那端，情緒爆發的病人

於是，阿雅輾轉交到我手上。理智一點來看：復健批價和癌症復發，並沒有直接關係，但阿雅把一切的壓力都發洩在流程，甚至威脅自殺。對於社工師來說，接到自殺威脅的病人，心理負荷很大，往往擔心一個擦槍走火，會不會真的就是一條人命……。

觀察阿雅的行為，評估起來，阿雅其實是想要活下去的，因為她很積極做復健、對健康維持很在意。但或許是恐懼回診看報告的壓力、預期可能復發的挫敗感，讓她情緒崩潰、理智斷線。當然，這和她的人格特質與精神狀態有關。

但無論如何，我都得鼓起勇氣和阿雅接觸。她都是晚上下班才能面談，雖然與病人接觸的最好方式是面對面，才不至於扭曲要表達的意思。不過，我希望不要因為要配合她，晚上還得留在醫院加班，折衷後，也只有打電話了。

「隔了這麼多天才打電話來，這就是你們醫院的態度！」電話接通，自我介紹後，另一頭劈頭就罵。

心裡浮現一個聲音：唉，我早就知道不會順利。壓抑著情緒的我，對這些指控，心裡評估了一下，不想再纏繞著問題轉圈圈。

「醫事室組長已經跟妳討論過了。我打電話來，只是想關心妳這幾天還好嗎？」她靜默了一下，對於我的回應，她有點嚇到了，但很快就又爆發了：「我只要你們好好處理，不要耽誤我的治療，不要讓我的癌症復發！」

雖然已經知道「復發」是阿雅心裡的恐怖未爆彈，但掃雷前，我還是想再多理解，有沒有其他的導火線。

同理恐懼，找出無助的根源

「上一次就診時，醫師怎麼說的呢？」

「下次什麼時候要看報告？」

嘗試藉由外部而又具體的問題，試圖了解阿雅目前的狀況。但不管如何引導、轉彎，她的話題都能繞回醫院，而且指控的還不是治療她癌症的那家醫院導致癌症復發，反而是我所服務的醫院。

她有時是邊吼邊講，這端聽電話的我卻得很認真地聽，儘管那個帶來強大負面情緒的音量，讓我超級不舒服。

在阿雅斷續的抱怨中，我聽到了她生病的這幾年。

她一直很配合醫師努力治療，開刀、化療、電療；忍受副作用，嚴重神經痛、水腫、很可能肛門瘻管導致裝尿袋……，即便如此，她很努力過生活，因為單身，再加上經濟壓力，不想麻煩別人，治療期間也都很努力地工作賺錢。

所以，她常覺得都這麼努力了，為何同事要刁難請假、為何醫院不幫忙、為何別人復健是有人陪，家人幫忙批價，病人可以專心地治療……，而她得自己一個人面對，面對不舒服的副作用，面對非常有可能是真的復發或轉移。

單身沒有人陪，是另一個潛藏的因子。我找到了情緒的另一個引爆點。

「跟妳講這些有什麼用，你們醫院這樣為難我……。」邊罵邊哭，蹦的一聲，她掛了電話。

掛上電話時，早已經超過下班時間。夠了！我要下班回家了！一個多小時超累人，耳朵、腦袋、情緒都到快爆炸的狀態。開車途中，腦海中迴盪的都是電話溝通的狀況，不管是刺耳的音調還是談話內容，我一邊開車一邊大叫，想吼出剛剛那些壓抑的情緒，好蓋過還在我腦袋裡盤旋的聲音……。

儘管想讓耳朵喘息一下，超級不想再聽到她的聲音，但，我，一個社工師，還是想建立一個以後還可以對話的關係。

嘗試傾聽，建立對話關係

停好車，隔了十分鐘，深呼吸一口氣，再度打電話給她：「嗨，還是我，妳哭著掛上電話，我有點擔心……。」

我覺得自己像是個不倒翁，又直挺挺地回到了阿雅面前。

這通電話，似乎開始有點不太一樣了。

阿雅先跟我道歉她情緒失控。我說：「謝謝妳跟我講，我相信妳的努力，也感受到妳的挫折與恐懼，也因為這樣，我有點擔心妳最近的壓力太大了，讓妳無法負荷。」

她開始告訴我，她和病友間有個ＬＩＮＥ群組，一個相熟的病友前陣子癌症轉移，最近往生了，而她癌症復發了，看起來應該也是轉移了……。她問：「死，會不會很難受？」、「妳知道心蓮病房嗎？」

「癌症復發轉移，等於死亡。」這是很多癌症病友很自然的連結，的確，隨著癌症藥物越來越沒效果，副作用越來越嚴重，身體明顯地感受到虛弱，死亡的恐懼也會越來越明顯。我知道，阿雅就是在這個階段。

她很怕一個人死去，會不會疼痛而死？會不會沒有人處理後事？……，我先得好好解釋什麼是安寧緩和的概念，以及安寧共照、安寧居家的功能。同時，還回答了她在家發生疼痛，萬一快往生可以怎麼辦？解釋後事處理的流程。

我想，讓她有正確的觀念是重要的，不然她不是死於癌症，而是死於想像。

但是，講這些似乎又有點太遠，阿雅目前還有很長的路要走，轉移還是可以再治療，或許還能再活好長一段時間，也還不至於到主治醫師要照會安寧共照的程度。

「妳明天會來醫院嗎？我辦公室在醫院大廳的左手邊，很明顯喔，我們可以當面談嗎？」她同意了，約好時間掛完電話，腦袋裡那些吼叫的聲音才消失。

刺蝟外衣，保護著恐懼害怕的心

隔天，她來看診，繞到了社會服務室。

其實一早，我已經去找了身心科醫師討論阿雅的狀況，疑似邊緣性人格特質，缺乏對人的信任、沒有安全感，維持專業關係是一件很難的事情，如果能讓她自願走進身心科診間就好了，但這或許更難。癌症轉移，自殺威脅一直都還在，不能冒進地提到身心科，依規定進行了自殺意念的通報，也特別註明病人的抗拒。

我想昨天最後會談的氣氛，今天見面應該不至於有火爆的場面吧？果然想得太美好了！一見面，她劈頭又提到了批價流程，我心頭嘆了一口氣，唉，難不成又要開始了。

我還是又靜靜地聽了一輪。她發現我靜靜很專注地聽，她停下來了：「我只是很生氣你們都這樣對我……。」我聽出來，其實在她的語言裡——「慈濟醫院、你們」等等，指的都是老天爺，老天爺讓已經讓很無助的她，又再度陷入困境。

「要去看報告這件事情，妳很害怕吧？」

「我可以怎麼幫忙妳呢？」

阿雅先謝過我，回應著：「妳幫不上忙！」

「那麼，妳需要一些勇氣，我可以抱抱妳，給妳一些勇氣。」我就直接抱了她，僵硬的身體訴說了阿雅不習慣這樣的接觸，我真誠地想讓她知道，「我知道天要塌下來的感覺。」她沒有掙脫這個擁抱。

過幾天，輾轉得知她確定轉移了，阿雅沒有跳樓，她又再準備治療。

那些無奈、憤怒的情緒或許一直都在，時不時地一個醫院的流程不順，她就開始大罵投訴，她的病情越來越嚴重，一度裝了兩個尿袋，她的憤怒也越來越直接。

後來，她索性把治療轉到了我們醫院，兩年多來，不定時地又再度重複上述情節，都是一些醫院流程不如她的意，有一次還鬧到警察出動。

但我們比較能談話了，她會告訴我，她去看了身心科。我在她平靜時，跟她分析她的情緒：「為何妳就要馬上連結人家是瞧不起妳？」、「為何妳要選擇被這些流程綁架、生氣？」……，每次我都得花不少時間和她談。

「每次談完，好像又有點能量了！」阿雅說。

好一點來看，代表她其實聽進去我說的話了。情緒抒發完，就會再平靜一段時間，但也會不知道又是什麼原因，再次爆炸。

我想起了存在主義歐文．亞隆（Irvin D. Yalom）教授提到「人生四大終極關懷」——死亡、自由、孤獨、無意義。簡單來講，所有我們所擔心害怕的都是在這四大範圍裡。

在醫院裡面，我們常面對生命課題，在病人生病無助的時候，與他們共在，面對疾病時，我們都戴上了許多不同的面具，但都是在試圖迎戰，保護面具之下那個恐懼的我，而你我都是這樣。

於是，對於那個老愛拿生氣懲罰自己的阿雅，也就釋懷了。

生存姿態的同理與面對

美國家族治療大師薩提爾（Virginia Satir）提出四種生存姿態（The Survival Stances），即從開始與人互動起，孩子在愛與被愛的基本渴望無法滿足時，為了維持關係，可能發展出各種「低自我價值」的方式來平衡與他人的關係，分別為「討好型、指責型、打岔型、超理智型」。

平常在不同情境下，可能會用不同的應對模式，但在壓力下互動，人們多半較常固著地使用其中一種姿態去面對壓力，而我們常沒有意識到自己的狀況，以阿雅為例，阿雅常不自覺地就是——以指責來面對。然而，或許以社會工作專業的視角，我們可能看到了每個人求生存姿態背後的脆弱，看到了源於童年時期那個渴望無法滿足的無助感，看到了回歸人性，你我皆相同的普遍性……。所以，社會工作專業比較同理病人的狀態。即便如此，社工師面對當病人罵、騙、要求、威脅等情緒能量投射過來，也是會有躲避不及，因而中槍，不舒服的感覺，也常需要沈澱、轉換、釋放那些負向的情緒，才能夠再陪伴病人繼續走下去。

其實這樣的心情，也是很多照顧者都會面臨到的問題，或許就是看到病人的無助，讓照顧者默默承受病人的情緒，長期處在這樣壓力下，沒有很好的調適，往往會讓照顧者更「心」勞。

如果病人負向的能量實在太強了，一時無法解決，那就試著讓自己放個假吧！幾個小時都好！畢竟要先照顧好自己，才有辦法照顧別人！

02

十歲小太陽

賴佩妤
社工師

「診斷腦幹受損、呼吸慢性衰竭。」聽著醫師專業描述的病情，我沒有孩子病情的輪廓，接了任務才明白，跟著孩子、家屬與團隊，走了一趟生命學習旅程。

因此，我暗自稱這位十歲小男生病人——「小太陽」。

小兒科醫師在病房護理站看到我，匆忙中交代著工作。
「下個星期，會有一個孩子轉院到我們家，到時候麻煩來關心一下家屬。」
「孩子怎麼了？」
「孩子在外院診斷腦幹受損、呼吸慢性衰竭。」
「好，等他來，我再來探視。」

不就只是感冒嗎？怎麼就插管了……

小男孩轉來醫院時，與母親初步訪視，我凝視眼前這位媽媽，未施脂粉、眼神溫和、態度友善，她語氣平緩地說著「小太陽」病況轉變的過程。
「那一天，他發燒、頭痛、嘔吐，所以我帶他去診所，回家後診所開的藥也按時間吃，不就只是一般感冒嗎？」
媽媽的述說，夾著她隱忍著的情緒。「結果，隔天我發現兒子呼吸有點喘，也趕快帶他去掛急診，沒想到醫院立刻把我們轉到醫學中心。到醫學中心後，兒子馬上被插管治療。」
「在醫學中心住院的那幾天，急救（CPR）過好幾次。從那時起，他就再也沒有醒來過，也沒再叫過一聲媽媽了。」

揪心的過程，聽得我都摒住氣息，媽媽把孩子病程說得這麼清楚，心疼的是，她那麼地平靜！這段經歷，一個媽媽需要藏著多少強忍的淚水與愛的糾結。

我想，要不是經過多次治療階段的失望，仍無法理解病情，那就是太熟悉醫療計劃了吧？

但我明白，不會只是理解醫療計劃那樣簡單。

專業的理解，情感的束手無策

後來知道，小太陽的媽媽，婚前曾在醫學中心擔任護理師工作多年，婚後因為要照顧孩子，所以離職全心在家，陪伴孩子。

她告訴我：「從不缺席孩子每個成長的階段，但怎麼也沒想到，這種事情會發生在自己的孩子身上。」

在醫院工作的我，真捨不得小太陽和媽媽的遭遇，尤其媽媽，在急重症醫療領域工作多年，面對過無數次生離死別，什麼危急的狀況沒看過，她應該有許多為了病人與死神拉扯交手的經驗。現在，她的小太陽，生病前還跑跑跳跳的孩子，就躺在眼前。

媽媽的專業知能依舊，但對自己孩子的疾病卻束手無策，同時還必須背負著婆婆希望救回孫子的期待。同時具有護理人員身分及母親角色，如何讓媽媽面對所學的專業。現實，何其殘忍！

加護病房外長長的走廊，有兩扇門隔離進出，密密地保護著探視親友，及入住病人的安全，免於病菌感染。但冷冷的鐵門，也像一道牆，阻隔外面的聲音、人員及環境，有了神秘、封閉的感覺。

但厚牆擋不住父母、家人對小太陽的愛。

親情穿透醫療的冰冷，升起暖陽

小太陽的床頭，擺著錄音機，時刻播放著家人思念的聲音，聲聲殷勤呼喚，彷彿爸爸媽媽從沒離開身邊，隨時給他最大的期待及陪伴。

會客時間一到，一股香氛瀰漫，輕柔沁入心坎。

團隊同仁知道，媽媽又拿著乳液、精油幫小太陽按摩，跟他說說話，聊著家裡最近發生的大小事。這樣的愛看在同仁眼裡，都暖到眼痠，不敢多去凝望、打擾。時間，像窗戶透進來的光影，靜靜緩緩拖著，多盼望就停著，等著小太陽睜眼的剎那。

只是，時間再被親情拉住腳步，也是步步向前，而隨著時間進展，小太陽的病況，不是朝著眾人期待的奇蹟方向，而是一天天惡化。我心底清楚，媽媽的專業一定也知道。

「沒有消息，就是好消息！」只是在沒人開口的時候，一群人也就維持著懸崖前的平衡。

日子一天一天過，媽媽天天準時於會客時間出現在加護病房，探問了媽媽，她掛心捨不得的，不只是躺在床上的小太陽，還有他的弟弟。

「手心手背都是肉，我從小太陽生病開始，就沒有真正帶弟弟出去走走了。」

「他們這年紀的孩子，寒暑假作業都有一篇與家人出外的作業，都只能簡單走一下，繳個作業。我也知道這樣對弟弟不公平，但真的沒心情好好陪弟弟。」

媽媽依舊語氣平緩，努力維持著她自己的堅強，只有不時的深呼吸，洩漏了情緒。看著媽媽沒有太多表情的臉龐，我聽出她平穩語氣隱藏著絲絲的無奈及心疼。

媽媽說，弟弟這段時間不吵不鬧的體貼，其實，我雖沒有孩子，也知道要這年紀的孩子體諒爸媽的心情，是多麼困難的一件事。弟弟這段時間的表現，相信已遠遠超過他該有的負荷。

過節後，心痛的告別

「媽媽，我們也來包粽子給寶貝吧！」端午節到了，我提議著。

聽到我的建議，媽媽睜大眼睛盯著我，眼神疑惑、皺著眉頭。媽媽大概覺得是我傻了，小太陽這樣怎麼吃，就算管灌也不可能有粽子口味啊！

「媽媽，我們用不織布包個『愛的粽子』吧！讓爸爸、弟弟也一起把想講的話寫進小卡片，包進不織布粽子。」

「可是，我不會啊。」

「沒關係，材料我會準備好，我教妳，我們一起來吧。」

聽完，媽媽眼中的疑惑消失，微笑地點了點頭。

隔天，媽媽一如往常帶著精油，跟外婆一起來陪伴小太陽。

我帶來不織布，招呼著她們，建議著：「妳可以選小太陽喜歡的顏色。」

配有不同小沙彌插畫的小卡上，有中英文對照的靜思語，媽媽細細的一張張看著、挑著，希望找出最符合情境的靜思語給小太陽、給自己，表達家人們最大的祝福與支持力量。

佈置溫馨的兒科加護病房，牆上可愛動物的笑容依舊。小太陽的狀況起起伏伏了幾天，直到那天會客。

「媽媽，會客結束，我們到隔壁會議室討論一下寶貝的狀況吧！」主治醫師邀約著媽媽。媽媽仍然帶著溫和的態度給了回應。我想，媽媽心裡一定知道醫療團隊要跟她談什麼，只是力求情緒穩定。

果然，這段會客時間，媽媽努力隱藏著她的不安，極力想用平常的態度來對待、陪伴小太陽，然而，她的不安不僅展現在與小太陽的互動上，更展現在與護理人員的對話，時不時就詢問著：「醫師等等要跟我說什麼？」

牆上時鐘滴滴答答響著，這次的會客時間對媽媽來說是最漫長的一刻吧。會客時間結束，我陪著媽媽走向後方會議室。

會客室擺放的桌椅俐落地在定位上，桌上放著一卷衛生紙，再沒有其他多餘的物品。窗外煦煦陽光透進來，顯得明亮，心蓮團隊、醫師、護理人員圍著媽媽坐著，人數不少、外頭氣溫高達三十多度，但大家卻怎樣也熱不起來，彷彿冬日寒冷，籠罩著大家。

「媽媽，相信妳也注意到，孩子這幾天水腫情形越來越嚴重了。雖然已經使用相關藥物，不過，成效並不明顯……。」

主治醫師還沒解釋完，媽媽的眼淚已經潸潸滑下，一顆一顆滴進團隊同仁心裡。主治醫師、護理師只能默默轉頭擦著淚水，深怕自己掉淚會刺激媽媽的情緒。我還記得，以前上課時，書上也要求著我們：基於專業，必須吞下我們的眼淚、用同理心陪伴著案家。可是，小太陽在這兒住了一段時間，雖比不上爸媽的愛與熟悉，可是一路走來，團隊成員的心疼、捨不得絕不比家屬少。

「我們都知道，但我們簽不下去……，我們都同意不要再急救了。」

媽媽擦了擦眼淚，清了喉嚨，想用最冷靜的語氣、最清楚的方式，讓團隊知道家人的態度。壓抑著哽咽的話，字字像利劍，刺進團隊成員無能為力的心。

媽媽必定是站在兩難的天秤上，擺盪在「不讓孩子繼續受苦」，與「祈禱急救後會有奇蹟」之間。這一條生死拔河的繩子，讓爸媽痛苦掙扎。每位當媽媽的人，如果可以，一定寧可犧牲自己，也不讓自己的孩子處於危難情境。而今，讓懷胎十月、拉拔孩子十年的媽媽，親手簽下放棄急救同意書，任誰都知道有多困難！

接下來幾天，學校老師、親友來了，大家多希望時間可以停留在此刻，至少還看得到、摸得到小太陽。甚至，如果可以，周邊的人都希望直接回到事件發生前，用盡任何方式阻止這一切。

小太陽的時間跟著一天一天的流逝，似乎等待自己選擇那個時間點的到來。

貼在小太陽身上，監測孩子生命徵象的儀器，警報響起的次數越來越多、越頻繁，彷彿小太陽用自己的方式與外界互動，與短暫相處的世界道別，也用這方式回應這段時間大家對他的關懷。

星期六的早上，病房外的太陽依舊炙熱。會客時間還沒到，小太陽的血壓逐漸量不到、心跳慢慢往下掉，直到最後一刻還是展現了他的體貼，選了爸爸不必上班、弟弟不必上課的星期六，向大家道別。似乎，小太陽不希望自己跨越另一段生命的起程，還讓家人擔心。

心電圖跳動的線條，收納承載著大家的祝福，漸漸平了。小太陽帶著所有人的祝福，一個人邁向嶄新的旅程。

當父母面對子女死亡，該怎麼做？

死亡，不只是一個生命的逝去，也帶著逝者與我們的互動角色、關係、情感依附的失落和改變。世上比心痛更心痛的，大概就是白髮人送黑髮人了，這件事也一直是傳統華人禁忌的話題之一。每次年幼的孩子往生時，家屬安慰時都會說：「反正你還年輕，再生就有了！」但是，這種關係、這個生命並不是用一個新生命，就可以取代。

英國著名心理學教授沃登（Worden）將哀悼歷程劃分為四個任務，其中包括了：（一）接受失落的事實；（二）經驗悲傷失落的痛苦；（三）重新適應一個逝者不存在的新環境；（四）將對逝者的情感重新投注在未來的生活上。

所以，當親人的逝去時，對悲傷不用隱藏、不用拒絕，不需要急著把眼淚擦乾，不需要告訴自己一定要打起精神，你可以用自己的時間，一步一步前進。

這不會是一個直線的進展，不一定會慢慢漸入佳境，因為這可能是個鐘擺，有時傷心難過、痛不欲生，但有時又好像沒有那麼悲傷。

有一天，你會適應一個全新的生活，接受未來生活重心放在已逝孩子的回憶，和現有家人的身上，重新發現生命的意義。

03

愛過很多人，
卻忘了
愛自己的武哥

吳宛育
社工師

惜字如金的武哥避談隱私，並不信任人，慢慢熟了之後，他才對我說起，因為沒有盡到扶養責任，他與孩子相當疏離，只有一名未成年孩子還有聯絡。

「就讓我這樣一個人吧！」一派無所謂的態度，不希望去找他的家人。

「房東，你為什麼電費都收這麼高？不太合理耶！」武哥說。

「別人都沒問題就你有。」房東回應。

「我忍這個破地方已經很久了，不合理啊，我也不屑住！」武哥脾氣上來了，即便因為口腔癌無法正常發音，但罵人的氣勢卻是一點都不軟弱。

「好！那你給我滾！」房東下達最後通牒。

兩人已然鬧僵，再也沒有談和的餘地，房東可以再找房客，武哥卻失去僅有的落腳之地。

愛過很多人，身邊沒有半個人

武哥是五十幾歲的口腔癌病人，五年前陸陸續續治療，後來癌症再度復發，復發後的治療不如預期，主治醫師對他說：「狀況可能不太好了。」他面無表情地聽完。

「目前病況算穩定了，下周可以準備出院了！」醫師巡房後說。

然而，武哥因為和房東吵架，已經無家可歸。

「可是，我不知道要去哪裡……。」武哥和一旁的護理師說。

因為病人無家可歸，家庭支持系統也不好，於是轉介到我這裡。

「武哥你好，我是社工師宛育！護理師跟我提到，你擔心出院後的去處……。」初次見面他就一副大老闆的氣勢，坐得直挺挺，指示我坐在陪病床，從他的姿勢語言可以感覺得到，他是一個自尊心很強，甚至是很逞強的一個人。

進一步談話後，知道他離過兩次婚，留有三個小孩，中間還有許許多多的感情牽絆，可以說「愛過很多人，卻沒有一個人留下來」。

武哥開過中小型鐵工廠，因周轉不靈倒閉後，負債千萬，與合夥股東不歡而散，朋友也幾乎斷聯。他認為親友在那個時候背叛他，委屈潦倒讓他不信任人，現在工作狀況不好了，就倚賴補助金過生活。

惜字如金的武哥避談隱私，後來慢慢熟了之後，才對我說起，因為沒有盡到扶養責任，他與孩子相當疏離，只有一名未成年的孩子還有聯絡。

「就讓我這樣一個人吧！」一派無所謂的態度，不希望我去找他的家人。

善於自我照顧，卻不善於溫柔

看似瀟灑的他，有著自我堅持。住院配備齊全的他，行李箱一打開來，物品擺放整整齊齊，最醒目的是放著兩大包統一麵、一排蛋，當然還有一堆烹煮的小鍋子，看來相當有條理。

每每到了用餐時間，來到他病房都會聞到一陣撲鼻香味！口腔癌破壞了他的味覺，武哥笑稱唯一樂趣應該就是吃統一麵吧！

到病房關懷，最常看到他在病床旁拿著鏡子，幫自己換藥，口腔癌的傷口照顧得很好，看得出來是會照顧自己的人。

「你想過可以再去找房子嗎？」因為他可以行動自如。

一般經驗，大部分男性、社經地位低的個案想租房子，房東多半意願不高，更遑論是一個口腔癌的病人，雖然武哥外顯傷口很小，但還是無法讓人忽略他是一個癌症病人。討論後，他還是想要再試試找房子。

「如果你有經濟困難，我們來協助你，補貼房租的費用。」

但房子的確不好找，他拜託朋友幫忙去看房子，看了幾間，但一直都不是很順利。下次再去看他的時候，突然他的女朋友出現了！

女友意外離世，病情急轉直下

大概三十出頭歲，短髮俏麗的女人，一進病房就跟武哥吵起架。

當時我心想：「哇！你有女朋友耶！為什麼不能住在一起？」

後來得知，武哥不喜歡女朋友做事沒規劃，他們也不避諱在我面前對罵，於是我也趁機和他女友談一下，竟然發現她也在生病，罹患腦瘤，正思考要不要開刀。

一陣靜默結束後，女友就離開了。

「你們剛剛好像有點爭吵。」事後問他。

「對啊！我想跟她分手，老實說，我受不了她了。」表情依然冷淡。

兩三天後，我走進病房，竟發現武哥拿衛生紙擦眼淚，平日不掉淚的他，怎麼會哭？

「女朋友來醫院的路上，車禍死了，她不是因為癌症，而是意外，而且是在來看我的路上……，我以前對她太壞了……。」

女友的家人非常不諒解武哥，他也不知道如何給對方交代，他慌了……。我常上病房和他談談，而這創傷對他來說太大了，醫療團隊也照會了身心科醫師。

但女友家人的責難，很深的自責，在夜深人靜自我最脆弱的時候，就會無聲無息地浮現給他重重的一擊……。

那段時間，武哥深陷沮喪、難過，面臨病情惡化、出院找住處、女友猝然離世，多重噩耗與打擊，病情急轉直下，自我照顧能力也越來越差。出院找房子住已經是不可能了。和他討論後，我開始幫忙找護理之家。

但我有點擔心，一連串的打擊：他會不會自殺。

入住護理之家，終於還是發生憾事

然而，並不是所有的護理之家都願意照顧末期病人，總算，讓我找到一間。那天我開車送他去，幫他拎著大包、小包的行李，他雖然沒法行動，卻會指揮我：「這個東西放那裡、那個東西要擺這裡！」

「武大哥，如果你心情不好，一定要再找我談談，或是找護理之家的工作人員談談，別太鑽牛角尖。」我跟他說著內心的擔憂。

其實他女友過世那段時間，我曾問過：「你會不會有想不開的念頭？」那時候剛好碰上治療不如預期病情惡化加速，他跟我搖頭，保證他不會這麼做。

但我還是很擔心他住到護理之家，適應陌生環境的無力感，萬一情緒低落時，會讓他一時衝動，默默想著等等怎麼跟護理之家交班叮嚀，以及再安排牧師來看看他。

後來，抵達護理之家，院方同仁帶他到二樓房間，我和護理之家同仁交班時，還特別討論了安全計劃。

沒想到，才一個星期，就得知他從護理之家二樓跳下去。

不孤單告別，兒子送最後一程

跳樓送急診的第一天，病房就通知我了，我心情很複雜，之前一直擔心，而且也努力預防的事，現在真發生了，我沮喪到無法第一時刻去看他。

隔天，平復情緒後，我到病房看武哥：「我有點難過聽到這個消息，你那時是想到什麼嗎？」

「你是想自殺嗎？」我問。

「其實，我也不知道發生了什麼事，就一時情緒上來……，對不起……。」他哭了。

幾天後，因為腦部出血及背部的疼痛，再加上癌症持續進展，武哥的狀況並不好。

「你想過狀況最不好的時候要怎麼辦嗎？」

他回答：「後事幫我安排，簡單就好。」

「如果快過世的時候，你想要急救？」我接著問。

「不要，不要再痛苦了。」他清楚表明不要被急救。

我把武哥的期待告訴主治醫師，隔幾天後在安寧共照師安排下，武哥轉進安寧療護的心蓮病房。

但武哥仍然避談家人。

「我不想麻煩家人，不想讓他們知道，也不願意兒子過來！」他斷然拒絕。

「可是，家人也有知道的權利呀！」雖然明白他的自尊與驕傲，我仍然不放棄地說服著。

終於，他給了哥哥的手機號碼，一個撥不通的電話，就當作給我一個交代吧。

然而，當武哥還可以行動自如時，他總是把手機放在旁邊，一有訊息聲，他就會看，其實一點都不像是他講的「就讓我一個人吧！」似乎讓人覺得他在等一個人，只是武哥的面子拉不下來、講不出口。

後來因為一些機會，輾轉找到他最小的兒子，才發現武哥仍然有和他保持聯絡，時常透過LINE鼓勵兒子要長進，兒子其實想要過來，但武哥拒絕，不希望影響他。我想武哥是因為債務，所以很保護這個孩子吧！這大概是他認為身為父親角色，唯一可以幫兒子做的事情了！

我引導兒子到病床邊。然而，武哥已陷入半昏迷，無法言語。

「武哥，雖然你很不希望兒子來，可是我覺得你內心仍是希望能見一面……。」當武哥微睜雙眼看見兒子，兩人早已淚流滿面。

「爸——」不善言辭的兒子，和已經無法說話的武哥，享受著難得的天倫。

我引導父子牽手，對著武哥說：「我知道你現在講不出話來，你就用力握住兒子的手，讓他感受到。」武哥講不出來，但看得出來用盡所有力氣握著兒子。

我告訴兒子：「你爸爸之前一直不想讓你知道，因為怕你還要分心來照顧，可是現在爸爸的狀況真的不好了，我相信他很想看你最後一面，也希望你好好的長大，這是爸爸對你的期望。」

十七歲兒子休學後目前是學徒，無法任意請假，也擔心醫療後續費用怎麼辦？

「沒關係，這些我們都會幫忙，你不用擔心，只是以爸爸的狀況，後事喪葬委託等，需要家人幫助填寫一些文件，你可以幫忙嗎？」

「另外，你和哥哥要去辦理拋棄繼承，這些事可以回去和媽媽討論一下嗎？」

「好！」兒子含著淚，也說要回去和媽媽商量。

最後武哥就陷入長長的昏迷了，離開的那個半夜，他兒子特地前來陪爸爸最後一程。

聽說，那天夜晚很寧靜，夜空高掛澄澈的月亮、明亮的星……。

避免無意義感自殺，多些關心和陪伴

從罹癌開始，癌症病人面臨身、心、生活的改變與衝擊，心理上的痛苦往往比一般人來得高。

根據統計，癌症病人的自殺率更高於一般人，所以就診時，醫院往往會預先做心理篩檢，希望提早發現病人有自殺的意念，預防病人自殺。

以前臨床上常常以憂鬱症的角度來看癌症病人自殺意念，但後來澳洲學者 Clarke 和 Kissane 在二〇〇二年開始提出「失志症候群」（demoralization syndrome）的概念，認為失志是因為病人面對壓力情境無法有效處理，常見於末期病人，身心痛苦再加上死亡的威脅，進而產生強烈地無助感，最後進展成失去生存的意義與目的。

所以，我們也需要用不同的角度，來看末期病人的自殺危機。

陪伴自殺的病人，重要的是降低自殺的危險因子，提升保護因子。以武哥為例，或許他並非自殺防治的成功案例，卻是真實地呈現。

女友車禍死亡、無家可歸的不安全感、家人關係疏離、口腔癌傷口表達困難等，都是他的危險因子，而他的保護因子卻可能只是醫院的社工師、心衛中心的自殺關懷員等專業人員。

陪伴一個想自殺的人，並非易事，只單單靠專業人員是不夠的，因為面對柴米油鹽醬醋茶的生活，才是更真實的日常。

當病人說：「我沒有活下去的理由！」這時若被旁邊的人否定、避談，甚或告訴他有人比他更慘之類的話，這是沒有幫助的安慰，往往只會讓病人更說不出口，而斷了溝通。

事實上，最重要就是以開放接納的態度，傾聽他們的想法，這並不代表一定要傾聽者認同病人，而是去了解病人的想法及感受，不急著批判，有時如果真的找不到可以回應的字句，就靜靜地專注傾聽更好。

運用傾聽的力量，或許可能是一種改變的契機。

04

可不可以，不要繼續加油了？

許秀瑜
社工師

初見時，她就如同大家印象中癌症病人的樣子：坐著輪椅很瘦小、戴著帽子與口罩、聲音微弱沒力氣。

她告訴我，已經離婚、沒有子女、雙親離世，生活主要是依靠大姊。在她看似平穩有禮的情緒語氣中，我看到她背後的壓抑……。

十月微涼的秋天，她披著毯子，戴著帽子、口罩，由看護推著輪椅進到社會服務室。因為家人無法照顧而請了全天看護，但經濟沒有辦法負擔累積的費用，所以來找社工師，申請評估與幫忙。

眼前年約四十九歲的女性，主要是罹患膽管癌。初見時，她經歷了兩年治療，身形瘦弱，卻依然像百合一樣挺著，於是就用百合稱呼她。

百合因為腫瘤壓迫頸椎骨神經，四肢無力而入院。她告訴我已經離婚、沒有子女、雙親離世，離婚後的生活主要是依靠大姊。

不捨病人難過，家屬決定隱瞞病情

我跟百合姊姊見面的第一天，陪著她至診間，聽醫師說明百合頸椎壓迫的狀況。

「癌細胞轉移到頸椎，手術風險高，病人太瘦弱，恐怕沒有體力支撐，後遺症難以預估，但若不手術，依舊會因為持續壓迫而半身不遂。」主治醫師就著影像資料說明，姊姊一邊聽，忍不住壓抑的情緒，一直啜泣。

哭泣中，姊姊決定不做手術，也不願告訴百合她的病情現況。她捨不得百合做了兩年治療仍面臨癌轉移，同時，談到百合是受家暴離婚，離婚後就住在姊姊家，生病前是做花博案審查的會計工作，經濟地位不錯，生病後全心治療耗盡積蓄，只好由姊姊負擔生活與醫療所需。

在心疼和不想放棄妹妹的情況下，家庭壓力變得很大，姊姊來回奔波處理妹妹的事，夫家雖然沒有禁止，但也沒有行動上支持，因此身心備受煎熬。

作為社工師，我理解因為雙親不在，長姊擔負起父母親的角色，覺得有照顧責任，希望妹妹可以過好的生活。當妹妹病了，自己的家庭卻出現拉扯，看到她身為親屬的難處，不管是身體或精神，壓力快要達到崩潰的狀態。

他們說要做治療，那就做吧！

百合住院期間，我會定期探望她，起初療程為電療，但成效不佳，頸椎持續壓迫，當療程告一段落後，百合與家屬決定轉往心蓮病房，意外的是，要去心蓮病房當天，突然喊卡了……。

進一步了解，原來手足們嘗試詢問醫師能否再拚拚看？醫師提出免疫療法，但費用很高，百合的妹婿主動表示會出這筆費用後，整件事情跟著急轉彎。

其實，原先要去心蓮病房時，百合是很開心的，等於可以鬆口氣，到一個適合自己的地方，好好地休息。當時唯一擔憂的是看護無法一起轉病房，但我告訴百合：「因為妳還有需要，為了讓妳跟姊姊都安心，看護是可以跟妳一起去！」社服基金會持續協助、支持部分的聘任看護費用。

因此，做免疫治療算是大變化，畢竟百合原先很期待去心蓮病房。

回到病人本身，她真實的想法是什麼？這是我真正在意的事。

「妳的手足們決定做免疫治療，妳自己的想法是什麼？」我問她。

「他們說要做，那就做吧！」百合淡淡地回答。

感覺到她是被動接受，似乎想說：「反正別人決定我走什麼路，那就這樣子，而且也有人決定要出這筆錢了。」

意外的是，百合的前夫出現了。姊姊告訴我，百合前夫來醫院看病時瞥見病人，可是身形與印象中的百合不太一樣，又坐著輪椅，於是打電話詢問姊姊：「我看到的人是百合嗎？」

姊姊說，百合前夫的出現，讓他們很矛盾。免疫治療一次針劑十三萬，總共打了兩次，原本表示要支付費用的妹婿，因為費用太高未出面支付，但前夫竟然回應：「我來負擔吧！」所以後來醫療費用是由前夫支付，病人也知道。

前夫每週大概會帶營養品來探望百合一次，不過百合沒辦法接受。她說：「我看到他，內心其實很痛苦，想到以前被家暴的畫面，但我不能拒絕，他來是對我好。而姊姊也需要這個人，可以分擔經濟壓力。」

其實百合也期待免疫療法可以幫助身體好轉，然而結果沒有多大成效，因神經壓迫下半身已經完全無力，近乎全癱。

我有點心疼，認識她時，還可以坐一般輪椅，到最後已經全身沒力氣，甚至手也完全無力，只能稍微動一下。

出院計劃，引爆情緒衝突

百合病況到了一個階段就維持著，沒有再做任何進一步治療。於是醫師告知：「可以準備出院返家。」沒想到，返家照顧問題竟成為這個家庭的最大衝突。

針對出院準備，程序上團隊事先會找家屬溝通說明，確認回家後的護理細節，以及照顧方式。當時，我與出院準備護理師就跟姊姊共同討論。

「不行，妹妹已經癱瘓了，我無法照顧她！」姊姊當下沒有辦法接受，我讀出她的害怕。

「我家輪椅沒有辦法進去……，我的家人對她也有情緒，要讓她回來，我真的沒有辦法做到！可以請社會局的人來處理嗎？」姊姊繼續說著，有點激動。

身為社工師的我，先安撫她，解釋著：「即使轉介給社會局，社會局也會希望家屬出面共同處理。」心理有點慶幸，還好這時候百合不在旁邊。

考量到姊姊無法接百合返家的擔憂，團隊陪著她討論機構安置，她的情緒才比較冷靜、緩和，至少有個方向。

安頓完這一端，沒料到才走回辦公室，立刻就接到電話，這次換百合崩潰了。原來姊姊跟我們談完，就去向百合說了一切，提出：「我們沒辦法幫妳了，也難以再繼續負擔看護這筆錢。」

初接觸百合，她情緒起伏並不明顯，每次探望，她都很客氣、害怕麻煩別人，常說：「不好意思，還要妳來看我。」對看護也是，若不小心有了情緒，她會馬上警覺道歉，而且很能照顧別人的感受，很常說「請、謝謝、對不起」。

我認為，百合藏著情緒，可能一直在壓抑。

「妳為什麼突然這麼激動呢？」聽聞百合崩潰，我立刻趕到病房，旁邊正好沒人，我小心問著。

「我不想去機構，我覺得自己被拋棄了，反正現在兄弟姊妹說什麼，我都沒有決定權。」

「我沒辦法想像去機構，睜開眼睛時，旁邊沒有人，我又沒有辦法按鈴，那麼如果需要什麼東西的時候，我該怎麼辦？」百合流著淚，一連串說著。

聽到這些擔憂，我握著百合的手，緩緩說出：「我原本認識的妳，都不太會講這些，情緒起伏也沒像現在這樣，其實妳都在壓抑心情，妳沒有其他人看到的那麼好，對不對？」

她隨即大哭，抽噎著繼續回應。

「所有的人，包括我的兄弟姊妹都講：『要加油，妳一定可以，會好起來的，一定撐得過去！』給我很多很多希望，叫我不要放棄……。」

「可是他們不是我，我其實很痛苦，我也知道他們很照顧我，所以沒有辦法跟他們講這些。」

透過溝通，我讀著百合有苦難言的痛，明白她沒有選擇權的苦，懂得她感覺被拋棄的失落，更看到了她很害怕自己一個人，任人宰割。

過不去就不要過去，放著也不會怎麼樣

治療方式改變、前夫出現、手足照顧壓力，我看著百合面對的波折。

有天百合問：「我真的不想再繼續加油，可不可以不要管這一切？」

我輕聲說著：「可以啊，妳就先不要管，不要逼自己去想著解決這些事。」

「對不起，讓妳擔心。」她還是客氣。

「妳不用對不起，真的不用說對不起，因為妳沒有對不起誰，妳想哭就哭出來，沒關係。」百合聽我說了這話，她才比較放心地宣洩難過。

「過不去就不要過去，我們就放著，也不會怎麼樣！」我安定著她。

「我真的可以嗎？」

她說：「我現在只能跟這個看護相依為命，我只有她，她現在也只有我，都是她照顧我，如果她要離開我，我很捨不得，也很害怕。」

我告訴她：「我會在旁邊陪著妳面對，出院一定是等妳跟家屬準備好了，醫院不會在妳們沒準備好的狀況下，就趕妳們出去。」她情緒平緩了。

最後她說：「我覺得，妳很像我的知己。」

聽到這話，我有點震驚，發現百合真的很需要有人聽她訴說，平常那些沒辦法說出口的話，而我讀出她的想法與痛，讓她獲得支持，可以放心說自己心情。後來，我跟百合變得像朋友，她會跟我聊生活瑣事、彼此關心近況，比較能夠敞開心胸。

社工師的角色，其實就是讓家屬、病人都安心，在雙方彼此拉扯的情緒中穿針引線、照顧她們。藉由陪伴，讓病人知道還有一個人可以常常去看她，讓她不是一個人面對疾病，以及日復一日的生活，讓她覺得有人理解她、聽她說話，也許就可以得到一些滿足。

說或不說，都是兩難

後來百合疼痛開始增加，經常性嘔吐、食慾不振，每天精神不濟想睡覺，她感覺自己的時間似乎到了。

於是，明確詢問醫師後，得知生命期剩下約一個月，姊姊們也知道醫生希望在有限時間裡，讓她儘快完成自己想做的事。

隱瞞病情的部分，最初醫師講解脊椎壓迫手術風險時，姊姊很明確表達不想告訴病人，後來免疫治療無效，醫囑可能只剩三個月生命期，我再度私下問姊姊，姊姊心痛回：「我沒辦法，也不願意告訴她……。」

站在社工師立場，有時覺得很兩難，要去跟最親的人告知末期疾病，很殘酷，家屬會想：「我幫妳承擔就好了，妳就好好過日子！」若是家屬真的不願意，我也只能選擇尊重，無法代替他們做些什麼。

可是站在病人這端，她自己可能想知道：「我到底怎麼了？還有多久時間？可以把握些什麼事？」

曾經試著問病人：「妳有沒有問問看姊姊或醫生？」

她回答：「沒關係！」感覺得出她看見手足的奔波、付出，對於兄弟姊妹感到虧欠，不願意再造成太多的負擔。

我曾試著多與姊姊聯繫，但姊姊接起電話都很緊張：「怎麼了？她發生什麼事了嗎？」那種害怕，似乎接到電話都不是好事，加上每次到醫院都必須請假，常常影響工作，所以家裡有病人時，其實是很折磨的一件事，導致家庭氣氛相當緊張。

最後一段時間，百合很平靜，唯一的希望是住在靠窗的病房，後來幫她安排好，可以看看外面、曬曬陽光，後續跟她聊得不多，因為她常講一兩句話就睡著了。

百合往生那天，所有家人包括看護都在她身邊，原本她是躁動的狀態，當姊姊跟她說：「妳放心，我們都在妳旁邊，不要害怕，妳不是一個人！」她就安詳離開了。

我很為她開心，知道她最在乎的家人與看護，陪她到最後一刻。

更讓我感動的是，看護也把百合當朋友，特別在她出殯日子送她一程，並且認真地說，有空也會去看看她。某天，看護跟我彼此分享，我們都在同個晚上夢見百合，夢裡的她沒有說話，只是微笑、揮揮手就走了。

幾個月後，突然接到姊姊的電話：「百合勞保有退款，辦完喪事後，剩下的錢想捐給醫院，這是百合的心願，她希望可以幫助更多像她一樣有需要的人。」

我想，是醫療團隊用心照顧與陪伴，帶給病人安全感，讓家屬可以安心，所以她們很感動，希望能好好感謝醫院，也能盡一份心力回饋社會，把這份愛繼續傳遞下去。

人間安寧
陪愛無悔

"病情告知，有助邁向善終準備"

「病情告知」一直都是很兩難的議題，從《安寧緩和醫療條例》到《病人自主權利法》都是期待將醫療決策主體拉回到病人本身。

然而，臨床上仍有家屬不願直接與病人談論末期病情，多半是擔憂病人無法承受，進而放棄治療影響病情惡化。然而，假使今天生病的人是自己呢？

《天下雜誌》與「393公民平台」於二〇一四年調查台灣全民醫療態度，發現——多數人希望自己好死，卻不放心讓家人好走。

舉例來說，倘若生病，接受治療結果是完全臥床，倚賴他人二十四小時照顧，有百分之七十七的人，希望自己停止治療；但若發生在家人身上，希望停止治療的比率則降至百分之五十一．九。由此想到，百合手足那掙扎、不捨，帶著一絲希望再拚一把，而不願告知百合末期病情的拉扯心情。

身為家人，常基於保護病人的立場選擇不告知病情，但這可能也危害到了病人「知的權利」。那麼身為家人，該如何告知病人末期疾病？國健署於《癌末病情告知指引》建議，其實家人可先與醫療人員討論，先充分了解病人的病情，並且調整自己的低潮情緒。有時，不願意告知病情，可能並不是因為病人無法接受，而是家人卡在自身的情緒泥淖中。

再者，家人可以試著了解病人想知道病情的意願及程度，提供醫療團隊資訊，並且充分討論後，藉由緩和漸進方式，與病人充分與開放的溝通，讓他一起參與決定，方能減少雙方的不確定感。

其實，當壞消息告知後，病人可能出現不相信、絕望、憂鬱等低落情緒，這些都是可預期的，屬於正常的情況，但重要的是讓病人能夠表達他的害怕與無助，在脆弱時刻陪伴他，讓他知道這段路上家人會陪伴一同度過，通常這樣的負向情緒會在一至兩個星期後舒緩。但若病人仍出現強烈反應，要向醫護人員、社工師、心理師或宗教師求助，請記得，你們不是單方面作戰。

天秤兩端如何達成平衡，對病人或家屬心中總是困難的擺盪，尤其病人自己，多少都會感覺身體正在惡化，但為了讓家人放心，可能避而不談或強顏歡笑，無法坦誠面對疾病。病人與家屬彼此身心煎熬，可能無法好好道歉、道謝、道愛、道別，而留下遺憾。倘若，有機會能趁早讓病人掌握病況，參與醫療決策，也許就能減少無效醫療，做好所有「善終」的準備。

延伸參考

天下雜誌 https://www.cw.com.tw/magazine/magazine.action?id=1266

393公民平台 http://393citizen.com/medical/endoflife/columndt.php?id=235

05

我想為妳活到最後一刻

吳宛育
社工師

趙伯是個超級顧家的人，但他吝於照顧自己，躊躇在延長生命，還是延長痛苦的兩端。

終究，他還是做了一個讓大家疼惜的決定……。

醫療團隊治療趙伯一段時間了，但七十多歲虛弱易跌倒的高危險病人，明明需要有人陪在床邊，他卻一直拒絕聘請看護，護理師只好照會我，前去看看他。

原來趙伯拒絕僱請看護，是因為捨不得花錢。

但我探詢了一下，國文老師退休、有退休金、有不動產等等，經濟狀況不至於太差，但趙伯就是不想花這個錢。

要為太太和孫子，多活一天

趙伯很辛苦，五年前罹患肺癌，好不容易治療告一段落，兩年前因為血尿，再次發現攝護腺癌疑似骨轉移，又接受四次化療，好多次進手術室做尿道刮除，最後一次直接做了人工膀胱。

「可以的話，要為太太和孫子多活一天！」趙伯一直用這個信念很努力地治療，但也做好心理準備，簽署了「預立安寧緩和醫療暨維生醫療抉擇意願書」，他的想法是身體萬一不行了，也不要讓太太操心。

趙伯的太太平時要照顧重度癲癇的孫子，多數時間住在已經是單親的兒子家。趙伯大多時間一個人守在老家，言談間知道，趙伯是個顧家的男人，他把所有薪水到現在的退休金，大半都給了相守的太太，自己非常克儉地過生活。

「為何不讓太太知道你的病情呢？」我試圖探問著。

「太太為了這個家已經付出太多了，我不想再讓她多一個煩惱。」趙伯柔情說著。

就這個原因，他做人工膀胱的這等大事，也不想告訴太太，雖然終究還是輕描淡寫的讓太太知道，但我看得出來，趙伯認為，如果可以的話，他要默默地承受這一切。

趙伯的病程已經是第四期，護理師啟動醫院目前正發展的「癌症晚期照護計劃」，提早讓末期病人有安寧緩和的照護，所以安寧共照護理師也照會介入。評估起來，化療對年邁的趙伯來說，副作用還是太強了，原來的肺癌已經把趙伯折磨到氣力幾乎用盡，接著打攝護腺癌這場仗，真的是一件很辛苦的事情。

用忍耐與堅持，守護太太

尊重趙伯的堅持，只好和主責護理師討論，大家多照看他一下，他是個文質彬彬的阿伯，在護理站算是頗有人緣。

直到有次到病房看他，只見他很用力地站起來要去上廁所，搖搖晃晃地幾乎要跌倒，著實嚇壞大家！我顧不得趙伯的意願，趕緊找他太太商量，僱請看護在旁二十四小時照顧。

太太說：「我早就想要請了！我不知道他到底在節省什麼，為何要這麼堅持？」

然而趙伯體力每況愈下，幾星期而已，身形明顯消瘦，接著也出現嚴重感染，主治醫師計劃注射抗生素，觀察如果沒其他症狀，應該可以準備出院。醫療科也已經請出院準備小組，開始準備後續出院事宜。但帶趙伯回家照顧，讓他太太非常焦慮，一方面是先生狀況越來越差，不僅照顧，其他更多的擔心是回家後的突發狀況。團隊一方面持續治療觀察，也一邊協助太太做出院準備。

憂慮的太太每天早上都會到醫院，不會特別去喊趙伯，只是默默站在床邊，詢問看護先生的情況，流露出很捨不得的情緒。她有時會繞到我的辦公室，和我談談聊聊，之後就趕去照顧孫子。

「看著他治療消瘦不成人樣，我真的很捨不得，他一直在硬撐，我已經有心理準備了。」

「我只希望，他沒有痛苦的離開……。」趙伯太太談到現況，總是體恤著被疾病折磨的先生。

回憶起當年倆人戀愛結婚，太太還珍藏著趙伯手寫的情書，趙伯是個很浪漫的人，雖然有點大男人，但是因為自己是個小女人，都依順著他，所以兩個人不太爭吵。

趙伯曾跟太太講過，他自認為沒有好好照顧家庭，讓子女及孫子有很多不順遂，還要麻煩太太照顧……，太太猜想，或許是出於愧疚及對家庭的責任，給自己的壓力太大，趙伯疑似有了身心症狀。

她描述，獨居的趙伯，開始用三道鎖把自己鎖在房裡，家裡面變得越來越髒亂，東西堆積如山，他封閉自己，不太願意和太太分享自己身體的狀況。太太說：「我只是希望他快樂，他真的是很好的老公！」

或許是跟外人聊比較沒壓力，我去病房探望趙伯，他總是能談很多，常提到對太太的愧疚，我有時得當個「愛的傳話筒」，表達對於太太的謝意，趙伯說：「敬重，就是我們那個年代的愛！」我心想，果然是個國文老師！

後來，趙伯已經越來越疲累，甚至不能對話，於是我去探訪的時候，就握握他的手，讓他知道我來了。有時候，趙伯會睜開眼睛看我一下，微笑示意後，又再度睡去；有時候，連眼睛都睜不開。

鼓勵他，勇敢做自己的主人

一天，我到病房看他，那天趙伯精神還不錯，用食指跟我比了個「死」的動作：「我覺得這次沒有辦法出院了……。」他劈頭丟過來的一句話，換我沒有心理準備，一時居然想不到什麼話可以回應他。

「我覺得好累好累，可能快連呼吸的力氣都沒有了！」

我知道他嚴重地感染，不停地注射抗生素，疲憊、腎功能衰竭等副作用越來越明顯了。「活到這把年紀了，我沒什麼捨不得的事，只希望好好走，不要痛。」

「什麼時候才能停止？」他望向我。

我特別跟趙伯確認「停止」的意思？趙伯表示：「感染無法解決，一直用抗生素，但我的身體越來越虛，這樣真的比較好嗎？我會不會打到死呢？」

我問：「趙伯，你知道不打抗生素的情況嗎？」

「以我現在的狀況，抗生素好像不是在延長我的生命，只是在延長我的痛苦而已啊。」他很清楚表達了對抗生素延長生命的想法。

「那你跟醫師說過嗎？」我鼓勵他：「趙伯，你可以趁醫師查房的時候，跟醫師談一下，你對於治療計劃的想法。」趙伯點點頭。病人自己跟主治醫師表達，可以讓主治醫師明確地知道病人自己的想法，才有辦法在末期階段，做自己的主人。

剛好主治醫師在附近查房，我先跟主治醫師談一下趙伯的想法，主治醫師很積極，還是希望再拚一下，抗生素不要停，說不定有生存機會，他會主動再去說服病人，沒想到趙伯還是同意維持現在的治療，持續使用抗生素。

我很驚訝這個結果！本來想要再跟主治醫師討論，但後來轉念，或許對趙伯或任何一位末期病人來說，積極的主治醫師也彌補病人在「生存」和「停止」之間拉扯的兩難，這本來就很難選擇。

用無聲的默契，道再見

趙伯的身體已經越來越虛弱了，抗生素、輸血交雜在住院的每一天。

他開始不想吃東西，裝上鼻胃管後，消化不好、嘔吐感明顯，趙伯以前很努力地吃東西，他認為要活就要吃，到現在開始不太吃了……，身形也越來越瘦了。

太太看著整個過程很心疼，每次講起就眼眶泛紅，但她也做好心理準備，並來找我詢問，後事可以怎麼辦理？趙伯之前就簽過大體捐贈同意書，希望往生後提供大體給醫學生或醫師做解剖學習之用。

不過，因為趙伯最近開刀，傷口復原等問題，導致後來無法捐贈。太太後來問趙伯關於後事的想法，趙伯只回答一句：「辛苦妳了！」太太眼角泛光，屬於他倆之間的默契，一個若有似無的答案，對太太來說已經很明確了。

幾天後的早晨，太太那天不必去學校陪孫子，於是坐在陪病床和看護聊聊，碰巧安寧共照師來探視，竟然發現趙伯已經沒有呼吸了，就像神情輕鬆地在睡夢中悄悄離開。

太太雖然訝異，但因為早有心理準備，默默地打電話給兒子，也拿出早準備好的衣服，和共照師一起幫趙伯換了。禮儀社員工上來病房，用遺體袋安置好趙伯並蓋上往生被，陪著太太下去助念堂。

太太緩慢地說，趙伯選了一個很好的時間離開，他愛家人的方式，就是不麻煩家人。再次想起，趙伯曾說「想為太太和孫子多活一天！」如今，他把生命的最後一刻，也留給此生的最愛了。

病人自主權利法，寫下自己的善終期許

常有人問說：「要怎麼善終？」細問之下，每個人對善終的意義都不太一樣，但都會有個共同的答案是——「不要痛苦」、「不要拖」。

臺灣第一部保障善終權益法令，是在二〇〇〇年訂定的《安寧緩和醫療條例》，條文指出：末期病人得依其「本人的意願書」（預立安寧緩和醫療暨維生醫療抉擇意願書）或「最近親屬的同意書」（拒絕心肺復甦術同意書），可以不施行心肺復甦術或維生醫療，原施予之心肺復甦術或維生醫療，得予終止或撤除。

然而，《安寧緩和醫療條例》僅限於「末期病人」，非末期但長期意識不清的病人，亦即許多人會說的那種「拖著」的病人，並不包含在內。二〇一九年一月六日上路的《病人自主權利法》，或許是一個解套的方法。

這個亞洲第一部以病人為主體的法律——《病人自主權利法》，其中有一個目標是保障病人善終權益，規定了在五種特定的臨床條件，可以選擇終止、撤除或不施行「維持生命治療」及「人工營養流體餵養」等。

其中，五種特定的臨床條件為：

一、末期病人。

二、處於不可逆轉之昏迷狀況。

三、永久植物人狀態。

四、極重度失智。

五、經中央主管機關公告之病人疾病狀況或痛苦難以忍受、疾病無法治癒且依當時醫療水準無其他合適解決方法之情形。

相較於《安寧緩和醫療條例》，《病人自主權利法》不僅增加臨床條件，其維持生命治療更包含了重度感染使用抗生素、輸血等醫療措施，以及人工營養及流體餵養。相較之下，《病人自主權利法》包含的內容更多了。若要簽署，意願人必須是二十歲以上或已婚具完全行為能力者，本人及至少一位二等親出席，一起去醫院「預立醫療照護諮商門診」就診，醫院核章後，始得簽署「預立醫療決定書」，並加註在健保IC卡中。

以趙伯為例，假設簽署「預立醫療決定書」註明不施行維持生命的治療，但趙伯當下向醫師表達的意思要繼續打抗生素，醫師還是會再繼續注射，但是，最起碼讓醫師有書面文件得知病人的想法。一旦趙伯昏迷了，就得依照生前簽署的「預立醫療決定書」來終止抗生素治療，保障其最後一線善終權利。

或許看到這裡，認為這和想像中的善終畫面不一樣，好像沒有特別保障善終，但試想如果沒有簽署「預立醫療決定書」，假設成為永久植物人，家屬即便主張，醫院也無法依「法」撤除維持生命治療，或是停止人工營養及流體餵養。那麼，就真的離善終更遠了。

「善終」積極的意思，或許應該是——好好活著、心存善念、身行好事，好好地跟家屬溝通，簽署好「預立醫療決定書」，做好離別的準備，當面臨死亡時，可以更心無罣礙地瀟灑離開！

PART 3

靈安

安靜沉著，轉念昇華

安寧療護強調「四全照顧」：全人、全程、全隊、全家。其中，全人照顧指的是「身體、心理、心靈」三方面的關注與照顧。

若能在與病人互動過程中，保持對上述課題的敏感度，透過傾聽、同理、適時行動、轉介尋求社工師或其他團隊人員等方式，共同協助促成病人態度價值的轉念，進而緩解病人心靈的困擾，就是很好的靈性照顧。

同時，透過病友們長期相處互動之下，啟發團體動力，進而安靜沉著，轉念昇華，達到靈性的需求與照顧。

01

超越疾病，我也可以是朵向日葵！

林怡嘉 社工師

初識阿琴，精神狀態還不錯，把自己打理得乾乾淨淨，就像市場擦肩而過的鄰家阿姨，要不是頭髮掉了，可能還意識不到她是癌症病人。

後來，發現她不只是個平凡的鄰家阿姨，而是一朵傳遞溫暖的向日葵……。

向日葵是團隊跟阿琴的代表物，像通關密語，一點就通。

初識阿琴，四十三歲的她，外型乾瘦但精神奕奕，把自己打理得乾乾淨淨，就像市場擦肩而過的鄰家阿姨，要不是頭髮掉了，可能還意識不到她是癌症病人。

家庭情況單純普通的她，兩個女兒就讀高中、國中，先生是名水電工。她最喜歡向日葵，一直覺得要帶給別人陽光燦爛如向日葵般的笑容與溫暖，甚至用行動影響了身邊每個人。也因此，單純普通的鄰家阿姨，最終成為了團隊與病友們心中最不單純普通的天使代表。

生病的我，也想要當志工

阿琴是大腸癌病人，前後入住醫院大約三年七個月，這段時間或者是手術，或者是放射治療，陸陸續續住院七十幾次，直接地說就是反覆進出醫院。

慈濟醫院病房都有醫療志工師兄師姊穿梭關懷。住院中的阿琴，當然也是關懷陪伴的對象。阿琴接觸過志工師兄姊後，情況稍微穩定時，她開口了：「我想來當志工。」願力起來，行動就跟上。

果真，阿琴認真的跟著志工一起到各病房，關心其他的病人。甚至住院期間，只要還能走，就推著點滴架，跟著師兄姊一群人到處關懷與慰問。

側面觀察，阿琴在醫院總是一個人，先生幾乎不曾出現。我能理解她先生無法面對太太罹癌這件事，感覺先生很害怕面對太太生病，心態上有點逃避。

藉著先生工作忙，阿琴拿著理由善解：「因為忙，所以沒時間來照顧。」

也因為個性陽光，阿琴都跟先生說：「你不來沒關係啦！」當然也是跟其他病友相處得很好，所以其他人也願意來陪阿琴聊天，或在病床旁邊照顧。雖然在先生這一塊確實感到失落，阿琴就是自己一個人，但她也不孤單。其實阿琴最好的家人，反而是醫護人員、擔任志工的師兄師姊，或其他病友。

對社工師來說，更大的意義在於阿琴當志工，鼓勵病友的關懷過程，找到自己安定的力量，以及感受到生命中的意義。

我都會開玩笑說：「她一個病人，反過來變成很多病人支持的力量。」

住院期間，阿琴會關心其他病友、陪他們聊天，後來這群人組織了一個巡迴團——「向日葵陽光小隊」，被動的關懷調整成主動形式，只要知道今天某某病人住院了，就彼此邀約，一起前去探望，可能只是純粹到身邊吃點心聊天，讓大家有陪伴感，就是「我在你身邊陪著」。

阿琴正是「向日葵陽光小隊」發起人之一，帶動其他病友覺得說：「對啊！我們也應該去關心一下其他姊妹過得怎麼樣！」推敲開啟這件事的動機，我認為阿琴或許覺得自己沒有得到先生支持，把陪伴的意義感或是生活中的焦點，轉移成要為別人做點什麼。

事實上，的確是她帶動了其他病友，譬如說，她一直覺得：「我要很謝謝我的主治醫師對我這麼好，所以應該去關心一下主治醫師。」其他病友也會贊同說：「對，我們也應該去關心一下我們的主治醫師。」

就讓我穿上一回婚紗禮服吧！

組織病友關懷其他人之外，我還是注意著阿琴的心理需要。

尤其生病過程中，先生較常是缺席的角色。女兒比較常來醫院陪媽媽，可是還有一個女兒在外地讀書。聊天中得知，阿琴放心不下小孩跟先生，所以想藉著婚禮的形式，讓他們有個表達愛的機會，更期待透過儀式，能夠再有一個連結，理解家人還是彼此生命中很重要的一部分。

倚靠在床邊，我試著說服著阿琴：「要不要用辦婚禮的方式？」

「這樣很好啊，你們都沒有穿過禮服，來穿一次吧。」其實，我自己內心想著：「阿琴啊，看妳先生都這樣子，應該要給他一個機會，讓他在所有人面前說他很愛妳呀。」說服先生的過程，沒有想像中的困難，某種程度我覺得——先生其實也很想付出些什麼。

那場婚禮，團隊動員了很多人，一位開婚紗店師姊贊助禮服、很正式的那種禮服；還有專業化妝，幫她貼假睫毛，該有的都有，真的化了新娘妝。

阿琴走在宛如星光大道的紅地毯上，先生推著她的輪椅穿過醫院走廊，兩邊佈置得喜氣，還有自助點心，兩側站滿她熟悉的志工、醫護團隊、很多病友跟她們的兩個女兒。一路進場，掌聲隨著行進響起，多麼溫馨正式的婚禮啊！

先生不是會說話的那種人，但真摯地說出心底的情感，甚至講到淚流滿面，讓人動容。女兒也來感恩，謝謝媽媽一直都很關心她，讓她覺得自己一直被愛，女兒也因媽媽而驕傲。活動溫馨動人也一路充滿笑聲，阿琴人很清醒也很開心，典禮結束後還一直拉著每個人要拍照。

我聽到主治醫師、護理長、志工們、其他病友姊妹都表達在她身上看到的勇敢、無私、大愛，以及無敵的感染力。而每個人的回饋與行動，都讓阿琴感受到——她是值得被溫柔對待的人！

後來團隊也把活動過程做成一本手冊，送給家屬留作紀念。

看著阿琴，我一直覺得，即使生病仍可以關心別人，串聯起所有力量給予病友跟姊妹，實在令人讚嘆！

圓夢音樂會，圓了病友，也圓了醫護

音樂會的源起，來自阿琴感謝醫師的想法：「我們今天還能維持這樣，要很謝謝醫護團隊陪著我們，所以要幫他們打氣，要鼓勵他們！」

於是，病友們自發組織了一個活動，一場圓夢音樂會，病友們想透過音樂會，感謝照顧過她們的醫療團隊人員。

特別的是在這群病友中，阿琴不會彈奏任何樂器，但同團隊病友有人很會表演音樂，工作就分流成為「會演奏音樂」的人負責音樂，「不會演奏音樂」的人則發想其他事務，例如：「就來做一點向日葵的花朵或是什麼，送給每一位照顧過她們，那些來聆聽音樂會的醫護人員，或是來現場參與的人！」

圓夢音樂會原本籌備工作速度不快，可是當阿琴狀況越來越不好時，急迫感越來越強，因為大家很想在她走之前，能夠完成這件事，更希望她能親眼看見音樂會圓滿完成。

這是場相當專業的音樂會，現場準備專業級音響，地點還是醫院可容納最多人數的國際會議廳。音樂會長度安排約四十分鐘，演出成員之一的小提琴音樂家是乳癌病人，也是阿琴的好姊妹，音樂家負責帶著整個樂團演出，其他不會樂器的病友就練了《感恩的心》手語歌表演。她們還很慎重地約了時間，每位病友都手工摺了很漂亮的向日葵花，原來其中一位病友的姊姊是手工藝達人。

病友們果真臥虎藏龍，儘管不是由團隊所發動，她們卻靠著自己發揮所長，圓滿了一場盛大的活動。

簽到處放上了簽名簿，超過兩百位醫護人員蒞臨，其中副院長也特地前來參與，每個人都由病友別上了那一朵手工向日葵花，也有法師應邀而來，全場座無虛席，滿滿觀眾。

但是，當天阿琴已經有些神智不清了，姊妹們認為要讓她親眼見證這場活動，後來躺在病床上被推進會場。我想，對所有人來說，在阿琴清醒著的時候完成音樂會是非常重要的事，不只是獻給即將離去的病人，也是帶給還活著的病人一個希望。

姊妹們彷彿對阿琴證明：「我們會幫妳關心這些人，繼續做著這些事……。」

陪伴阿琴這麼久，她的行動總比說的多：「我們去做什麼事情，好不好？」帶動別人，無形就產生一種感染力，感染力無需言語，而是深入人心的溫暖力道。

社工師引導，病友自發凝聚力量

我可以說，阿琴是我們醫院一個很重要的病人！重點在於，她要當志工的心。

阿琴接受志工的膚慰關懷，問了社工師：「我想當志工，要怎麼樣才能成為志工？」

當時，我就帶著她接觸這塊領域，也請癌症關懷的志工們，陪著她做服務。服務結束後我會特別跟她討論：「妳去服務時，從病友角度可以怎麼做，而妳又不能只是完全的病友角色，妳其實是一個陪伴者（志工）的角色，妳要怎麼做？」

「不把她當成一個病人」的用心，其實也是一種賦能（EMPOWER）的技巧。

另一個重點是，病友的力量很強大，在實務上可以誠實地說，專業人員要召集人，不見得匯集得起來，可是病友跟病友間的連結性很強，所以社工師怎麼樣運用病友的力量進而影響病友，正是一件非常重要的事情。

社工師有時候當啦啦隊、有時候敲邊鼓、有時候提供實際協助、有時候幫忙出點子，專業關係的拿捏，都需要經過思考。

我認為，社工師其實是「穿針引線」的一環，鼓勵、引導他們：「好啊！很好！加油！GO！」讓病友在疾病的歷程中，可以有不同的思考或力量。

生病的人可能認為：「現在我在生病，人很痛苦。」若是換一個角度思考：「對，我在痛苦，可是別人也在痛苦，我覺得我可以再做點什麼。」不同的生命意義，幫這群病友打開了另一扇窗，或者說是本來就有這道力量，但阿琴透過行動，讓她們忽然間把分散的力量匯聚起來。

最後一程，走向圓滿

「人生總有落幕的一天，但是愛還是得傳遞下去。」阿琴曾說過這句話。

透過婚禮、音樂會活動凝聚大家，跨不同癌別的姊妹們，也願意承接用行動告訴阿琴：「不要擔心，即使妳沒辦法再走下去，我們會繼續陪伴這些人。」

我與團隊也會和病友討論：「當我們面對阿琴的時候，要怎麼樣讓她安心？」這時要做的不只是照顧阿琴，也開始要處理這群和阿琴宛如家人、姊妹的病友，她們的預期性悲傷，圓夢音樂會也就是合力展現的成果。

阿琴即將臨終時刻，在醫院留了口氣回家。

想不到第二天，志工跟團隊去電關心時，得知她還有呼吸，團隊就覺得應該要去家裡陪她最後一程。因為彌留病人在家裡沒有馬上走，懸在那邊，對家人也是一個很大的心理壓力，所以安寧居家護理師及志工團隊同時在現場陪伴著病人與家屬。

沒多久之後，阿琴就在眾人陪伴中圓滿離開，或許她正是等著志工或安寧團隊，來到家裡陪她走最後一程，如同她的愛一直陪在我們身邊。

病友共伴靈性照顧

Harry Stack Sullivan & Yalom（一九七五）提到團體工作的治療因子有以下十一種：「（一）灌注希望、（二）問題的溝通性、（三）提供資訊、（四）利他、（五）原生家庭團體的矯正性經驗重建、（六）發展社交技巧、（七）模仿他人的行為、（八）人際的學習、（九）團體凝聚力、（十）情緒宣洩、（十一）存在的因子。」

病友間彼此長期相處互動，有時不一定需要專業過度介入，甚至也還沒有組成正式團體，就會有以上的團體治療效果。

「你跟我一樣，所以我和你之間無需太多言語，你就能了解我的擔心、悲傷，有時候，我甚至覺得你比我的家人更了解我，所以我也想跟你做一樣的事情。」病友團體是疾病過程中，一個很重要的陪伴跟支持。

當病友間出現了一個指標性人物，團體動力就自然而然產生。有時候實務上，正因為病友跟病友間連結很強，所以怎麼樣運用病友的力量去影響病友，是一件非常重要的事情。

此時，社工師與團隊應放下本位主義，相信病人本人最了解自己。我們可以：陪伴病友們釐清真正需求、具體化目標、尋覓協調與整合各類內外部資源、剷除可能的阻礙。有時候「催化者」角色反而在此時最有發揮機會。

事實上，當病友團體的活動運作期間或最後的目標達成時，也很可能因此讓病友們「追尋意義」、「追尋愛」、「追尋希望」等靈性需求，獲得最適切的照顧。

02

阿嬤，我要您好好活著！

吳宛育
社工師

小增瘦弱皮包骨的右上臂，居然還可以腫得像顆籃球，皮膚已被腫瘤撐到極限。

雖然家屬不讓十四歲的孩子知道病情，但小增知道腫瘤越來越大，越不好就代表著死亡。他對死亡的想像是和阿嬤關係的離別，那緊抓著阿嬤的手，就是小增對離別的恐懼……。

第一次看到小增，很難不被他右手腫脹的狀況驚嚇到！

真的不誇張，瘦弱皮包骨的軀體，右上臂居然還可以腫得像顆籃球，皮膚被腫瘤撐到極限，脆弱的皮膚上滿是大小傷口。上臂的骨肉瘤太腫脹，以致小增站立時已無法平衡，也無法撐起身子，大半時間都是躺在床上。

阿嬤撫養長大的少年

小增，十四歲，應該是國中二年級；二年前的夏天，發現被球擊中的上臂一直腫痛，帶去醫學中心確診為骨肉瘤。在醫學中心化療一年後，因效果不佳，轉到另一家醫學中心，打了兩次化療，依然沒有起色，再被轉介過來。

主治醫師一開始積極尋求醫治的方式，照會了骨科，試著是否可以用開刀截肢的方式。骨科評估如果要開刀，不僅是拿掉右手，甚至要挖到右胸一半以上部位，才有辦法拿掉骨肉瘤。

其實，醫療這部分的討論在治療初期就有了，但家人抗拒截肢，骨肉瘤成長速度快於猶豫開刀的時間，現在開刀也已經來不及了。醫療團隊一度很難理解家人的想法，但病情發展到這個階段，質疑當初的決定，也無濟於事。

小增有青少年的怪脾氣，但因為還只是個孩子，護理師姊姊們對他真的很好。她們派出打針最厲害的護理師，邊打針還邊哄著他，即使小增不給面子，毫不掩飾地大聲唉叫，姊姊們下班後還是會來跟他聊天，問他要吃什麼、幫他買。

有次，我故意虧他：「你在病房很吃得開喔。」他回說：「因為我帥吧！」好吧！小增有原住民臉型深刻的輪廓，配上化療後的光頭，我承認：算帥！

從小就被交由阿公阿嬤撫養的他，媽媽在他出生沒多久就失蹤了，爸爸入獄服刑，直到三年前才出來。

小增在阿嬤關愛下長大，阿公非常兇，他總在阿嬤的保護下躲過阿公責罵，阿嬤很辛苦，是個認命的傳統婦女，一邊在餐廳洗碗工作維持家計，一邊還要照顧小增，肩上重擔壓著微駝的背，依然擠出笑容鼓勵著小增，阿嬤說照顧小增不辛苦，因為他是個貼心的孩子，甚至還會幫忙整理家裡。

家人拒入心蓮病房

家裡經濟不好，小增剛發病住院，便無法支應長期住院的生活費用，阿嬤要在醫院照顧小增，又要工作維持家裡開銷，實在忙不過來。

小增的學校，體恤家庭清苦，幫他募了一筆不小的款項，維持小增醫療費用及住院期間的開銷，才減輕了阿嬤的壓力。但阿嬤知道，這筆款項是眾人的善心，總是很謹慎地使用。

小增的病情實在不好，住院期間主治醫師要召開全人家庭會議，請小增的家人一起來討論醫療方向，家庭的醫療決策者是小增的阿公，原本團隊很希望阿公也一起來，但阿公一直都不願意出面，阿嬤和爸爸多次勸說也無用。所以，全人家庭會議是小增阿嬤及爸爸參加。

主治醫師解釋，依照目前疼痛、嚴重感染等等，已無法再對手臂上的骨肉瘤多做什麼治療了，建議轉到心蓮病房，由安寧專科協助更有效地緩解症狀的不舒服。

阿嬤和爸爸瞭解病情進展，也已經有心理準備，看著日漸腫脹的肉瘤，他們心裡很清楚，日子已經進入倒數階段，但他們不敢做決定，還是要留給阿公決定。

後來，阿公同樣拒絕轉往心蓮病房，但至少瞭解病況，不排斥安寧專科介入，雖然不能轉到心蓮病房，讓團隊覺得惋惜，但過去的臨床經驗，兒童癌末轉心蓮病房比例比較少，大部分是留在原病房、由原團隊照顧，所以就照會安寧專科共同照護，和原團隊一起照顧小增。

團隊促成圓夢派對

有天，安寧共照師打電話給我：「小增好像有願望耶！但他搞得很神祕，好像是想要筆記型電腦。」

我去病房問起小增，他說之前住院的時候，每天很無聊，只有打針吃藥，阿嬤會讓他玩手機遊戲，但螢幕好小，手又不方便拿，看著隔壁床每個小朋友都有筆記型電腦，他總是想著：「如果我也有的話，我可以玩電動、聽音樂了。」

但是小增很清楚知道，家裡不可能有這筆預算，所以他決定：「不可以去跟大人吵著討要，因為阿嬤很辛苦了！」

我轉達這個貼心的願望給「喜願協會」，協會隔天就派志工先來探望小增，小增滿滿期待都寫在臉上。

志工告辭後，阿嬤說：「太神奇了，那天下午小增就一直笑，連打針都不痛了！」我和協會人員討論，計劃要儘快辦驚喜派對。其實我們很清楚，能用筆電的時間或許僅有現在——他還有體力的時候，這個小確幸，讓小增忘記這段時間以來打針換藥的痛苦，值了！

我告訴了護理師驚喜派對的事，大家開心地討論著怎麼進行，也自掏腰包要準備禮物給小增，不只護理師如此，阿嬤照顧的辛苦，讓醫療志工感同身受。志工有時會特別繞去探望阿嬤，陪阿嬤聊天，送個水果之類的伴手禮，寬慰一下老人家的心。

派對當天，在眾人簇擁下，主治醫師捧著筆電進到病房，小增的喜悅像在臉上開了花，歡喜地一直介紹他玩的遊戲、他聽的音樂、他有多喜歡這台筆電……。

眾人終於看到了十四歲的孩子，原本應該有的活潑和笑容。小增醒來的時候，就會要阿嬤打開筆電，睡前就摸摸筆電，要阿嬤收好，才要好好睡覺。

我要阿嬤好好地活著！

然而，骨肉瘤的傷口彷彿每天都在提醒著醫療團隊，小增的時間不多了。

有天，小增吃東西的時候，咬破嘴巴，嘴巴傷口的血止不住，進一步檢查，發現也轉移到了口腔！

「差不多了，該不該讓小增知道呢？」主治醫師詢問阿嬤。

「家人擔憂小增會恐懼，如果真的發生大出血，也不要急救，就讓小增止痛鎮定，讓他好好睡，最起碼不要痛苦，這是家人的共識。」阿嬤馬上表示。

平常只有換藥的時候，因為要盯著護理師姊姊換藥輕一點，小增才會看看自己手臂的傷口，平常他不太看自己。有天，我去病房他在玩電腦，閒聊一下，他突然看著自己的手臂問：「宛育姊姊，你有發現它越來越大了嗎？越來越大就不太好……。」其實，小增知道了。

「我聽到他們在講大出血。」、「我問了護理師說大出血會不會痛，護理師說不會比換藥更痛。」每天換藥傷口撕裂的疼痛，是小增的恐懼。

「你會怕嗎？」

「我怕看不到阿嬤……。」

我才發現，原來那幾天，他黏阿嬤黏得更緊了，脾氣更拗了，大小事情都只要阿嬤處理，其他人都不要。

對小增來說，他知道腫瘤越來越大，不好就代表著死亡，他對死亡的想像是和阿嬤關係的離別。緊抓著阿嬤的手，是小增對於離別的恐懼。

「那麼，如果換成是阿嬤想你，怎麼辦？」我嘗試換個主體討論。

「阿嬤如果一個人怎麼辦……？」他重複著，他在思考：「我不想和阿嬤分開，我以後要照顧阿嬤！」

「那我們想想，怎麼照顧以後的阿嬤？」

小增不太會寫字，阿嬤也不太認識字，文字沒有辦法表達。小增想了想：「我想送阿嬤項鍊，讓她美美的。」小增一直都很知道阿嬤照顧他的辛苦，他覺得是因為他讓阿嬤血壓高，越來越憔悴。

愛的項鍊，溫暖阿嬤的心

「好像有一種是把照片放在裡面的，你覺得那種項鍊如何？」我突然想到，他馬上說好。

我們一起在他那台筆電搜尋「照片項鍊」，小增自己選了樣式。這是要給阿嬤的小秘密，我們還演練了，怎麼送給阿嬤，因為小增的手不方便，我要借小增一隻手，讓小增用兩手幫阿嬤戴上項鍊。

因為製作需要至少一星期，小增總是一直追問：「什麼時候會寄到？」我也趕緊催廠商。有天，小增又提起了，逼急了，我隨口就回問：「幹嘛這麼趕？」小增說：「我想要阿嬤好好地活著！」

小增往生的那天早上，我心裡還在唸著：「項鍊還沒有寄到，希望小增再給點時間。」結果接到病房來電，小增早上開始血壓就不穩定了，已經陷入昏迷，迷迷糊糊中直喊著阿嬤。

「阿嬤在這裡，別害怕。」阿嬤輕聲地在他耳旁說，小增就又睡著了。

「小增是阿嬤最疼的孫子，你不要擔心阿嬤。你在菩薩旁邊等阿嬤，等阿嬤更老一點，我們會在菩薩旁邊見……。」阿嬤坐在病床旁，握著小增的手。

我陪著阿嬤，阿嬤緊握著小增的手，小增呼吸已經越來越淺，我看差不多了，就去通知護理師。

小增走了。在阿嬤和爸爸陪伴下，小增脫下了骨肉瘤的身體，跟菩薩去了！

下午，我收到了項鍊，就差一步，我也很遺憾，趕緊到助念堂。在小增大體旁，我告訴阿嬤：「這是小增要給妳的禮物，他想要謝謝阿嬤的照顧，更想要照顧以後的阿嬤，所以送阿嬤項鍊，希望阿嬤以後要美美的……。」

本來，我只需要借小增一隻手，但現在要借兩隻手，代替小增幫阿嬤戴上他選的項鍊。阿嬤看著項鍊微笑！項鍊裡的相片，小增的笑容溫暖阿嬤的心。

三個月後，我打個電話給阿嬤，生活的壓力逼著阿嬤沒有時間悲傷，但總是會想起這個貼心的孫子。阿嬤爽朗的聲音說著，即便是去餐廳洗碗，也要裝扮一下，不然沒有辦法配項鍊。

內心湧起一股溫暖，想告訴貼心的小增，你成功了！

人間安寧
陪愛無悔

家長是孩子的信仰，關於兒童靈性陪伴

在安寧的照顧上，常常講身心靈的照顧，靈性是讓我們在挫折中找到生命意義及信念的能力。

每個人都具有靈性，兒童亦然。不過兒童靈性照顧，在國內外研究裡是比較少專門探討的，狹隘的靈性照顧中，我們常討論著「人」與「神」之間的連結，但是就兒童角度來說，神的概念可能太模糊，更多是「人」與「人」的連結，也或許家長就是孩子的信仰！

兒童因著發展階段不同，對死亡的想像與靈性關懷的需求也會有所不同。

對個案小增來說，每天換藥帶來的疼痛，比起死亡的想像來得更具體，但是讓他焦慮的是要和阿嬤的別離，再也看不到阿嬤，無法實現自己想要照顧阿嬤的心願。

但換個角度思考，如果小增不知道自己的病情，又怎麼提出自己的善終要求呢？這是一個重要思考，對家長來說，更是兩難的抉擇。當然每個孩子的個性差異很大，不存在標準答案。

臨床觀察，兒童最常提及的，是靈性照顧七大課題中的其中三項——「死亡恐懼」、「捨不得」和「心願未了」。

孩子的表達很直接，小增捨不得阿嬤，照顧阿嬤的心願未了，藉由轉化小增心願為可實際執行的方向，讓孩子在臨終階段，有機會實現自己的價值。

03

我還年輕，捨不得走……

郭哲延
社工師

阿樹來醫院時，癌症已經很嚴重，晚期了。可是他很積極，配合醫師化療、電療，但過度積極，後來也變成是一種阻礙，也讓我心疼……。

阿樹一開始因下腹疼痛入院，檢查後發現罹患下咽癌，癌細胞已悄悄侵襲肝臟，甚至擴散到神經……。

阿樹是臨時工，三個姊姊早早嫁人，哥哥在中壯年時期也罹癌離世。

他有個讀國小的十歲兒子小胖、母親和患有失智症的爸爸也同住。阿樹這一病，沉重的擔子，全都落到來自越南的太太阿娥肩上。

當阿樹住院一檢查，已經是很嚴重的晚期疾病，但他很積極，化療、電療都願意嘗試，非常配合，醫生也覺得他年紀還輕，所以願意幫他再試試。

往返醫院，家中陷入經濟難題

護理師找上我，是因為阿樹家的經濟問題。

她提到阿樹、阿娥夫妻是家庭主要工作者，遠住南投，阿娥幫人採茶賺錢，如果阿樹出院，會因身體虛弱無法工作，必須依賴阿娥照顧，反而會使阿娥也沒辦法工作，家庭可能頓失經濟來源。

由於阿樹一家沒有列入低收入戶，所以住院費用及返家後的生活、照顧花費等，確實是很大的經濟壓力。

我的任務除了協助處理他們的經濟難題，幫忙轉介相關的經濟協助單位，還要幫阿樹張羅適合的營養品，因為那時的阿樹雖然還可以用嘴進食，卻很容易嗆咳、食量不佳，營養品就是補充體力的來源。

癌症多半屬於慢性狀況，如果病人身體穩定了，還是要出院。阿樹也不例外，當急性症狀穩定，後續治療只需要到打化療的時間再到醫院，結束後沒問題再回家。阿樹就這樣例行性地在醫院與家裡來來回回。

不願放棄，也不願面對

從第一次遇到阿樹開始，持續的四個月時間，他都很規律進出醫院；當我協助申請到營養品時，會請太太阿娥來拿，順便關心他們一家的近況。

但入秋後的那次住院，阿樹的狀況很差，雖然做了電療、化療，但效果不如預期，我暗想，也許是走到最後階段了……。

儘管整個人很虛弱，但阿樹意識卻很清楚。縱使知道自己病情，卻仍然努力地接受治療，但終究醫療也到了極限，醫師看得心疼，嘗試著告訴阿樹不要再這麼折磨自己，甚至暗示他病情並不樂觀。

但阿樹十分堅持地說：「不會的！我還是會再站起來的！」

「依你目前的情況看來，這些藥物可能都……。」

「不會的，不要跟我說這些！」、「我可以！我會努力！我還要再繼續……。」顯然，他不太願意面對這個事實。

醫療團隊把情況告訴了我，希望我也能跟阿樹聊聊。

「不會的！我會再努力！我還會再站起來，我會跟我太太一起，我們會再出去工作，我們的小孩子還小啊。」但他依舊不肯放棄。

聽著這些話，我心中掙扎，猶豫著：「真的要戳破他的期待嗎？」

我思索著，阿樹或許知道醫療最終的無力，但對他來說，堅持繼續治療或許是個希望，如果希望破滅了，他會怎麼樣？會不會更快倒下？甚至用自我了斷的方式結束這一切？

與主管討論後，我決定，既然他有盼望，那就支持他吧！這樣的希望或許正是支持著阿樹「正向、活下去」的動力，也或許是他面對生命的態度。

家人的失落情緒，也是關懷重點

除了病人阿樹，另一位同樣需要被關心的對象，正是他的太太阿娥。

阿樹每次住院、回診，總是阿娥在床邊照顧，她是位來自越南的外籍配偶，簡單的國語溝通能力還可以，多半的時間總是默默陪伴著，話不多。

阿娥能理解阿樹狀況不太好，雖然捨不得、更不想接受阿樹可能離去的殘酷事實，但眼見阿樹的辛苦與痛苦，她也試著叫阿樹放下，甚至給阿樹承諾。

「他就很堅持，說還要再拚……，可能放不下吧，我都跟他說我會照顧好了……。」阿娥無奈地說。

「沒關係，就讓他這樣吧！這會許是阿樹面對生命的態度。」我安慰阿娥。

阿樹離世前五天，意識開始改變，有時會出現譫妄，甚至會有些躁動，臨終的徵兆漸漸出現，醫療團隊也幫阿樹轉到心蓮病房。此刻，我也更加關注他的家人——阿娥、十歲的兒子小胖，以及雙親。

在阿樹媽媽傳統的觀念裡，女兒嫁出去就是別人的，對媽媽來講，兩個兒子是後半輩子的依靠，但阿樹的哥哥壯年時期就因癌症離去，剩下的依靠——阿樹，卻也即將走向人生的終點。寄予期盼的二個兒子相繼離世，沈重的悲傷與無助，可想而知！

多次嘗試與阿樹媽媽接觸，但因阿樹爸爸失智，生活起居都必須由阿樹媽媽照顧，偶爾才來換班，短短一兩次的匆匆一瞥，實在無法好好坐下來聊。

與阿娥會談得知：兒子小胖跟阿樹感情很好，小胖十分崇拜爸爸。「每次阿樹下班回家時，小胖都會主動找爸爸玩，阿樹也常常帶著小胖出門……。」阿娥說著父子倆平日的互動。

聽到這兒，開始擔心小胖的狀況，面臨心愛的爸爸將不久於人世，未來少了爸爸的陪伴與玩耍，內心衝擊想必會在小胖幼小的心靈慢慢發酵。

告訴了阿娥，我對於小胖的擔憂，建議著是否讓小胖來看看爸爸，但阿娥總有著距離遠、孩子得上課等諸多的顧忌，即使提出請志工協助帶兒子來醫院等方式，阿娥一概是客氣婉拒：「謝謝，我覺得還是先不要好了。」

我想，可能阿娥也還沒準備好該怎麼告訴孩子事實，甚至擔心孩子看到爸爸的狀況會受到驚嚇吧。

不讓阿娥為難，我決定換個方式：「那趁阿樹精神好時，不妨請阿樹跟小胖兩人互相寫寫卡片送給對方吧！」之前阿樹狀況尚未惡化前，一直說要好起來，回去陪陪兒子，雖然到最後身體狀況越來越不好，但我相信這些事對阿樹與小胖來說，都是一種可以跟心愛家人互動的方式。

只是很可惜，直到阿樹住進心蓮病房到離世，孩子仍然沒有出現……。

放下悲傷，從「心」開始……

「阿樹離開後，家中就只剩阿娥是主要照顧者和經濟支柱，小胖要被迫長大，阿樹媽媽的喪子之痛……。」我一直掛念阿樹一家人。

於是，那一日，我撥電話給阿娥。

「阿樹的事情都告一段落了嗎？還順利嗎？」

「是的，前幾天完成告別式，都很好。」

「孩子開始上課了嗎？」

「還沒，想說阿樹才過世不久。」

「那你呢？回去上班了？」

「還沒，想說再休息一下……。」

阿娥簡短的對話，似乎感受她還陷在悲傷情緒。於是，約好三位醫院志工，找一天一起前往阿樹南投的家探望。

那日，阿樹爸爸、媽媽、阿娥、小胖都在，一群人在客廳中聊著，話題就是繞著日常生活寒暄，阿娥與阿樹媽媽話仍不多，好不容易開啟的話題，常常很快就劃上句點。

我與志工們不斷動著腦筋找下個話題，但這家人依舊淺淺地互動。隱約感覺到氣氛跟室外氣溫一樣，就是冷冷的冬天。唯一的男人離開，好像家就整個空了。

「小胖啊！你今天沒去上課？」小胖總是專注地盯著電腦螢幕，我找了機會靠過去看看。

「嗯！」小胖點點頭，仍然專注盯著電腦，認真的融入電腦遊戲。

就這樣煎熬了大約四十分鐘，我對志工使個眼色，意指時間也差不多了。

「我們吹奏一首歌，送給你們吧。」告辭之前，志工提議。一位志工拿起陶笛吹奏起來，另外兩位搭配音韻唱和。

「走在輪迴路，一路要知足，用感謝心去付出……。」

慈濟歌曲《自如》的旋律響起，溫潤的陶笛聲竟然吸引了小胖，好奇轉頭看看，雖然手上的遊戲仍持續著。但婆媳聽著聽著，心弦被音韻撥動，封起來的情緒起了波瀾，阿樹媽媽哭了，阿娥也濕了臉龐。

「未來的路還很長，妳們要一起走下去，我們也會一直陪著妳們……。」我順著音樂牽起阿娥與阿樹媽媽的手，把她們手疊放在一起。

「媽，妳放心，我會一直待在這個家，我會撐起這個家。」平常話不多的阿娥，哽咽地說著。阿樹媽媽哭得更大聲，「嗯嗯」的理解，同時點著頭。

看著也才三十出頭的阿娥，一人從異鄉來台，她的一番話，給了這家另一個希望，同時也一肩扛起了這個家。

想起阿樹還在心蓮病房時，一次我與阿娥的會談。

「妳真的很不容易，可以一肩扛起家庭，變成家庭支柱。」

「我覺得阿樹對我很好，我們結婚十多年，很常一起去工作，我們沒有講很多話，我們都會在一起。」阿娥眼望著病床上已經昏迷的阿樹說著。

傳統農業家庭，「愛」字總不容易說出口，但阿樹用他的方式，默默陪著阿娥，我想這也是阿娥願意為先生守著家、照顧這個家的原因吧。

看見婆媳倆的情景，頓時我與志工備感欣慰。她們能放下撐持緊繃的情緒，透過哭泣宣洩出來，也讓我懸著的心，放下了。

雖然只是一首短短幾分鐘的歌曲，但在這幾分鐘裡，對她們而言，是放下悲傷情緒的開始，打開心門，迎接一個嶄新的開始。

阿樹過世後半年，醫院剛好舉辦癌症遺族聯誼會，我第一時間就想到阿樹一家人，趕緊電話聯絡。

「阿娥，醫院要舉辦一個戶外活動，到溪頭走走，想邀請妳們一起參加，要一起來嗎？全家一起來啊！」

「那天是星期六啊，不行啦，假日很忙，我要採茶葉也要賣茶，假日客人很多……。」阿娥說著，順口聊了聊家裡的近況。

雖然阿娥婉拒活動邀約，讓我覺得很可惜，但聽到阿娥開始工作，小胖也回到校園，阿樹留下的家庭回到常軌，走到原本的道路，繼續往前。

我的記掛也不再懸著，雖然未來的路上可能還是會碰到許多阻礙，但誠摯祝福他們，在彼此的扶持下，繼續向前走，如同那天，《自如》的歌詞：「走在輪迴路，一路要知足，用感謝心去付出，以歡喜心來受苦。」

人間安寧 陪愛無悔

看見新移民，協助外籍配偶面對死別

新移民來台首要面臨的問題，不外乎「語言」、「文化差異」，而社會上的汙名化、種族的歧視，往往都是造成外籍配偶在台生存不易的因素，讓新移民在台成為弱勢族群。

然而故事中的阿娥，除了接下來要代替阿樹照顧兩老和一小，全家的生活重擔也依賴著阿娥，雖然面臨喪夫之痛，但在生活經濟壓力下，只能收拾淚水，逼著阿娥要堅強扛起一切。

單親媽媽不易，外籍配偶單親媽媽更是不容易，社會支持相較薄弱，讓外籍配偶的單親媽媽不管是在情緒悲傷抒發、孩子臨時替代照顧等等，都較易有挫折及壓力。

其實醫院有定期舉辦遺族關懷聯誼，一方面追蹤遺族返家後的狀況，另一方面也藉由遺族間互動彼此支持。我們會特別邀約像阿娥這樣的外籍配偶，讓她有機會帶孩子出來喘口氣，另一方面，也讓同是外籍配偶的遺族們互動，分享心理壓力。

目前，除了各縣市政府設立的新移民家庭服務中心，亦有如：社團法人中華民國南洋台灣姊妹會、社團法人台灣新移民協會等民間單位，協助新移民在台所面臨的問題，為其倡議，期待可降低不同種族間不管是語言、文化、適應等之間的隔閡，更能成為新移民者的一種支持。

04

堅持為善，無限放大的父愛

林怡嘉
社工師

到病房見他的第一印象，躺在床上很喘！喘到讓我跟著心疼。

觀察達叔住院期間，即使是虛弱臥床，都是他單獨一人。安寧團隊捨不得他一人面對治療，多次表達期待能有家人來陪……，只不過達叔似乎是心理上拒絕這項提議。

病房護理師來找我幫忙，提起這位猜測屬於經濟困難的病患。到病房見他的第一印象，躺在床上很喘！喘到讓我跟著心疼。資料描述著，五十六、七歲，看起來好像經濟上有些困難，返家休養時希望能租借氧氣機回家。

接觸幾次後，病人沒拒絕我喊他「達叔」。觀察到達叔住院期間，即使是虛弱臥床，也都沒有人來協助，都是他單獨一人。安寧團隊捨不得他一人面對治療，多次表達期待能有家人陪伴，或者是帶著氧氣機回家休養，只不過達叔似乎是心理上拒絕著提議。

或許是經濟上有難言之隱吧，一念心的指引，踏上與達叔住院四個月的緣分。

一份放大了的父愛

後來深談過後，才知道：「的確，達叔經濟負擔不小！」省錢，是達叔最大的想法，他連看護的錢也要省，仔細的數算不為自己，卻是為了給他認養的家扶孩子。三十年的資深認養人啊！

趁著達叔比較不喘的時候，斷續地瞭解他不一樣的人生，眼前的病人，幻化成了一名巨人。

達叔的父親在他小時候就過世，撒手留下媽媽跟八個孩子。沒錯，八個！排行老二的達叔因為失怙，早早跟媽媽一起努力，要撐起一個家。原來，生命讓他早熟，眼見母親茹苦含辛，知道單親家庭的壓力，也明白少了爸爸的孩子，成長路上有多麼掙扎。

於是，服役出社會後，他暗自發了心願：「我要幫忙單親或弱勢的孩子。」找到工作，看到家扶中心徵求認養人，他開始默默付出，這一路就堅持了三十年，陸陸續續十四個孩子透過家扶媒介，成長到能自立。後來，達叔還持續認養四個孩子。

當然，達叔沒有因為給家扶孩子支持，就忽略了自己的家。他的兩個孩子已經成年，太太一路跟他省吃儉用過日子，她是個工廠作業員，工作也挺忙碌，比較沒有辦法來床邊照顧達叔。

達叔也一直跟太太說：「我可以自己來，妳不要特別過來。」真的，真是一直勸太太不必常來。達叔很貼心，太太其實也很關心，只是達叔只注意到別人過得好不好，不想造成別人麻煩，而且他很希望太太可以多幫忙兩個孩子，或多做些她自己的事。

「痛苦是要自己去承受，沒有必要把痛苦轉給別人。」他分享過這句話，讓我印象非常深刻。

太太有次說到相識的過程，有一年，達叔不曉得哪根筋不對勁，忽然在西洋情人節買了一束花送她。太太回憶著，看到達叔捧著一束玫瑰花，很害羞地要送給她，太太還跟他講說：「幹嘛浪費錢買花？」從此達叔就不送花了。雖說著不送花，但太太臉上有一種淡淡的甜，我覺得太太是很願意跟著達叔吃苦的，兩人透過相親，看到先生就是這麼個老實人，當初就是看到他這麼老實才會被他「騙走」。

生命終程，我還能器官捐贈！

達叔病了，情緒也變得低潮，因為一直覺得這一生就只能這樣了。

聊到生命終程時，志工們告訴他，或許還有機會捐眼角膜吧。

當知道自己可以捐眼角膜時，達叔超級高興！他連最後一刻都想把自己奉獻給這個世界，對我及志工們來說，都覺得很震撼。

他滿心裝著別人，我一開始只是想著：「你是不是很窮？你是不是有什麼原因，所以你會覺得這些事情都不做？你怎麼可以讓自己處在這個狀態？」大家都覺得他可以更好過一點才對，可是他卻選擇不要，因為他想把重心放在其他「更有意義的事」。

「你的保險費是不是應該要留給家用？」包括我在內，團隊同仁一直詢問他。

因為他家其實並不富裕，可是達叔最後還是打算把全部八十萬的保險費都捐給家扶，這事震動著大家的心。

團隊同仁都清楚，他家境大概比小康家庭要再弱一些些，但他願意付出。我都覺得那不是一筆小錢，但要是換成我，我也做不到。

達叔對自己的人生很苛刻，可是對於照顧家扶的孩子或是對別人來說，卻很慷慨。「堅持為善的生命意義」是我對達叔的感受，生命意義對病人自己來說，或許有一種堅持，做了他就圓滿了。佛家說「布善種子」，聖經亦強調「一粒麥子若是死了，就結出許多子粒來」。

我覺得，生命意義是會不斷延續下去的。

家扶孩子相見，不留遺憾

我與志工團隊理解達叔的生命經歷，也一再聽到他對認養家庭的愛，覺得他這麼愛這群孩子，眼看達叔生命可能即將抵達終點，眾人一直急著：「可以為他做些什麼？」

一直感覺達叔心裡好像仍然懸著一件事情，然而他小心藏著情緒：「靜靜離開，不想讓別人難過，更不想讓別人擔心，成為別人的負擔。」

家扶中心每年都舉辦認養人跟孩子見面的活動，達叔上次也去參加，但中途人就不太舒服，不想讓認養的孩子發現，藏著不舒服，直到見面後，撐不下去才悄悄離開。所以包括家扶中心人員跟孩子，全部都不曉得達叔其實已經罹患這麼嚴重的疾病。

團隊一直知道他對孩子的關心之情，也很期待達叔能接受相對的關心，而非都是一直忙著付出、忙著照顧別人。

聯繫了家扶基金會，才赫然知道，達叔六月即將接受「三十年資深認養人」表揚！但距離表揚還要三個月之久，我覺得他的身體恐怕撐不到那個日子，只好一直跟達叔說：「我相信孩子也很想念你，如果你有一天突然不見了，孩子怎麼會知道你到哪裡去，他連跟你說再見的機會都沒有。」團隊接力勸慰，他才同意見見孩子。

當時，認養處主任林妙玲一知道這件事，立刻到院探視當面致謝，還帶來基金會同仁的慰問卡片，轉達受助孩子情況，請他不要擔心。

雙方見面時，連達叔太太對每位認養孩子的名字、狀況、性格都如數家珍，知道他們彼此通信頻繁、聯繫密切不說，更建立家人般能分享心事的情誼。戴著氧氣面罩的達叔聽聞孩子近況，眼睛發亮透出高興。

「曾經希望持續捐助孩子，領到認養六十年的表揚，只是願望恐怕難以實現了。」他緩緩透露著。

在場的我跟志工，見證這樣一位「從心徹底為善」的病人，不免動容，悲心的志工，只能轉身到外面拭淚。

家扶基金會決定提早到醫院頒發「認養三十年感謝狀」，受助的小鳳聞訊特地跟學校請假，與媽媽一起到醫院探視她心目中的另一個爸爸。

小鳳來自中低收入戶單親家庭，媽媽是工地臨時工，耗費大量體力，風險高，前陣子才因拆除瓷磚而受傷，每月不到兩萬元的收入，還非常不穩定，要不是家扶與達叔這樣熱心的認養人，她跟妹妹不可能順利就學。

達叔一直很關心小鳳的生活及課業狀況，小鳳也把他當成父親，不論升學選擇科系、生活起居任何事都會和他分享與討論，也獲得很大的鼓勵和支持。病榻前，小鳳把握機會謝謝達叔多年幫助，她擦乾眼淚，承諾一定好好唸書，做個有用的人，有能力時也要做像達叔一樣幫助別人的人。

那次家扶中心的孩子來看達叔，他們轉了非常多班車來醫院見到他，我們讓孩子們跟病人道別，我覺得達叔雖口口聲聲說不要麻煩孩子來看他，可是當孩子來見他時，原本虛弱的他，卻在那天精神變得非常好，很高興孩子們前來探望，他也親口告訴孩子：「讀書很重要，希望你們能好好讀書！」

安排與家扶孩子見面過程，團隊提醒達叔忙著愛別人時，或許換個角度，也要讓別人有機會愛他，也才圓滿了別人的存在。

當我們一味只為別人付出，不要別人為我們做任何事的時候，對別人而言，何嘗不是個遺憾呢？那時候，我告訴他：「讓孩子跟你說再見，其實也是很重要的生命教育。」

社工與志工團隊要促成的，就是引導孩子能如何說出對達叔的感謝，同時團隊也幫達叔準備一些禮物，讓他可以送給孩子們，留做永遠的紀念，推動雙方，進行「道歉、道愛、道謝、道別」，儘管當事人最初討論時會覺得不要麻煩別人，但實際做了這些事後，也才讓雙方都放下心中遺憾。

因為圓滿，善的循環因此開展

安排相見圓夢過程中，感恩家扶基金會緊急製作三十週年感謝狀，特別到醫院頒給達叔，我覺得對達叔來說，這是很重要的生命圓滿。

他其實不愛麻煩別人，可是我們就是看到這點，發現到「嘴巴說不想麻煩別人的人，有時候反而更需要我們去肯定他的存在」，這是很重要的部分。

因為陪伴達叔圓夢這件事，帶動了醫院好幾位志工跟醫療人員投入家扶中心認養兒童的行動。這是善的循環，因為他們看到一位如此辛苦的人，直到最後一刻都心心念念，堅持著三十年助人且堅持為善，讓同仁與志工有很大的警醒。

事實上，醫院一些志工的年齡，其實跟達叔差不了多少，所以當他們看到達叔到生命最後一刻，依然心中都裝滿著別人，他們忽然間覺得，其實自己也能再為這個世界多做點什麼，直到生命的最後一刻。

這件事後來還上了新聞媒體，故事在影音平台上流傳著，新聞標題是——「三十年濟貧百萬，癌末工人捐喪葬費」，累積點閱率竟高達到十五萬！

善的效應，就這樣傳遞出去。

愛的傳染力其實是很大，或許達叔一生都覺得自己很渺小，卻真實地成為我們整個團隊心中最了不起的那個人！

他的這一生已經結束，卻用另一種方式，成為永生。

靈性圓滿是雙方面，彼此都要考量

擁有十餘年安寧臨床經驗，著有《從安寧病房談幸福》一書的杜明勳醫師，曾提到靈性需求可以分成四個——追尋意義、感受到諒解與寬容、愛、希望。

因此，如何在陪伴病人與家屬過程中，讓他們感受到自己此生是有價值的、被原諒的、被愛的，且仍可用不同方式去完滿自己此生的希望，是身為陪伴者可以用心著力的角度。而一個促成靈性需求圓滿的過程，不只是安寧緩和價值的展現，也可能成為另一個人靈性安定的關鍵。

當社工師這麼多年來，常看到一些病人往往會婉拒其他人的關心，或者全心全力擠出最後一絲力氣來為家人付出，有時候這樣「只為別人著想」的「單向付出」，對被全力呵護的對方而言，反而成為一種遺憾或失落。

殊不知從對方角度來說，其實在為病人做些什麼的同時，也在圓滿他（對方）想跟病人之間達成的關係。

證嚴法師曾說，要稱呼接受幫助的對象為「感恩戶」，因為若沒有處於困境的他們，我們將不會有機會感受到自己有力量可以付出，甚至不會有機會看到一位受苦者，竟可以比助人者更亮麗、更偉大的力量展現。

因此，知道自己的渺小，而更懂得要去謙卑學習，所以要感恩這些人。

陪伴末期病人回顧生命，不只是幫他做生命意義與價值的整理，也是陪伴者自我整理的時刻。「幽谷伴行」，陪同病人走在生命最後一段旅程上，陪伴者得以與病人共同觀看旅程風光，也因此有機會學習到他人整段旅程中的精華課題，甚至解決自我生命課題困境，或讓此生更為精彩無憾，何其有幸啊！

不妨敞開心胸，用更寬廣的角度來看待靈性需求滿足，你將會發現，這將不只是「個人此生意義的達成」，而是「用另一種方式延續個人生命價值」的無限的善循環，過程中的每個人（包含病人自己），都將因此更圓滿。

05

你盡力了，也讓我盡最後一份力！

林怡嘉
社工師

依約來到心蓮病房，迎來恬靜安適的笑容！剎那即永恆的笑容，刻印在團隊同仁心版上，是一種安定，也成為後來想起他時，鮮明的標誌。

「四十八歲男性，大腸直腸癌病人。」簡單記錄看得讓人有些揪心，自忖：這麼年輕啊！繼續看著：「退伍職業軍人，與太太育有分別就讀高中、國中的兩個女兒……。」心裡一邊勾勒著對這家人的想像，為什麼轉介到社工？文末竟還註記著：「病人要做器官捐贈！」

病房裡，我聽著霖大哥說著心情，輕輕的像是別人的事。

霖大哥自覺生病是很突然的，從發現到一路進入心蓮病房，時間非常短，大概不到半年，發現的時候就末期了，幾乎不能夠處理，就直接進到心蓮病房。

愛與陪伴，無聲勝有聲

醫院發出病危通知時，都會同時提供一份「末期生命意願徵詢書」，徵詢書裡會詢問如果生命到末期時，病人想要依照原本的治療繼續走下去，或者是想接受安寧緩和醫療、想做器官捐贈，甚至是想做大體捐贈。

看了看這些選項，霖大哥毫不猶豫地勾了器官捐贈。

社工師介入，當然不只是看他怎樣勾選，而是理解與觀察他的真正想法。

透過觀察，看見霖大哥的家庭情感非常和樂，在他病房裡，經常聽到快樂的談天聲跟笑聲。有個場景是獨屬於他的，心蓮病房外面就是花園，霖大嫂都會推著輪椅跟他到花園裡散步，太太總是就坐在輪椅邊，握著先生的手。

望著，望著，我都會認為，這是一種夫妻無聲勝有聲的畫面。

不只是我，團隊成員對這家人的印象也極為深刻，即使霖大哥生病很難受，也的確很辛苦，可是經過花園、病房，瞥見的都是他們夫妻間那種愛跟支持。

除了夫妻相處之外，女兒們前來探望的時候也是如此，三個女人不是不難過，彼此也都看到對方的難過，可是她們都不是只想隱藏自己的難過，而是選擇看到對方的辛苦，或者應該說是珍惜跟先生、父親在一起的每一秒、每一刻。

最後每一刻，有你也有我！

每當有機會來到病房時，都會觀察到霖大嫂跟先生講話，都是靠在病床邊依偎著，很親近、很親密。

女兒來到病房，也經常說著學校裡的事：「爸爸，我今天在學校發生了有趣的事喔……。」兩個女兒都在就學，但假日或週末都一定會來病房陪伴探視。

我覺得跟多數家屬的感覺很不一樣，看過很多家屬探病時，其實都是坐在旁邊滑手機，但這兩個女兒是專程來看爸爸，並不低頭看手機，真的就是來跟爸爸聊聊天，跟他分享學校的事。

透過志工們的個案紀錄分享，我得知其中一位女兒很會游泳，還是游泳校隊，爸爸會跟她討論游泳的事，彷彿看到親密的家人如此珍惜積極地把握彼此相處的最後一段時間，分享著彼此生命中的點點滴滴的溫馨畫面，而不是用來哀傷落淚，這真的很難得。

經驗中，經常看到有的病人家庭會因為不想讓對方難過，就少去交談分享，甚至連目光都不敢接觸，默默承受著壓力與悲傷。但是，這家人展現在我眼前的樣貌，一直把握著相聚時光，分享生命中的每個點滴。

「道謝、道歉、道愛、道別」的四道人生，在霖大哥一家身上自然而然地展現出來，對我這位社工師來說，沒有什麼需要特別介入處理的事。

他們彼此不隱藏的愛與支持，讓我感覺到「安寧完滿」。

現身說法，安寧並非等死……

醫院每年的年底都會舉行器官捐贈宣導活動，記得那年要做海報展，因此我與霖大哥又一次的連結。當然這又是一次新的體驗與震撼。

想到大哥那麼正向地面對生死，也考慮把器官捐贈給需要者的心願，甚至親自在病榻簽署了「器官捐贈同意書」。

於是，我鼓起勇氣邀請了他，相信若當日參與器捐宣導活動的人，親眼看到及聽到一個近期即將因為死亡而捐贈出器官的人，說出大捨無私的助人勇氣與大愛，必然會深受到震撼與感動，進而更願意把感動化為行動。

我正式寫了一封信，等於是發出邀請函，邀約他出席活動。

信件開頭，我深深地謝謝他，願意公開分享這麼珍貴的生命價值，也相信現身說法會讓大眾感受到無私大愛的奉獻。其次，團隊期待透過大哥用病人的視角去告訴別人，心蓮病房或安寧團隊並不是一個等死的地方，其實是一個可以讓病人更安定的地方。

信中還寫下：「我期待你能分享，為什麼選擇來到安寧？接受安寧團隊的照顧，感想是什麼？」最後，期待他能分享為什麼想做器官捐贈，會不會感到害怕？

豁達的大哥當時就同意了，但他也不是沒有罣礙。

他告訴我：「我很擔心我的體力沒辦法負荷那日的行程，也不知道能不能活到那天，可是我願意！」

後來大哥告訴我，他只擔心到時候不能到場，這份擔心在後來也成了團隊的緊張情緒。

因為再多期待，也要他的身體承擔得起，老實說，大哥後來身體狀況的確不夠理想。

真對不起，我救不了你……

器官捐贈宣導那天，醫院同仁開著救護車，把大哥從心蓮病房所在的第二院區載到第一院區，護理長、醫師都陪著一起行動。

進入大廳活動現場，十分擔心他的身體情況，因為大哥的力氣其實已經講不了什麼話。團隊讓他的女兒跟他一起上台，女兒在大哥後面唸著事先備好的稿子。

當時，大腸直腸外科主治醫師也來到大廳，上台跟大哥致意時，一時情緒上來，醫師竟然抱著他痛哭起來，對他頻頻道歉。

「我覺得真的對不起你，因為你發現得太晚，我救不了你……。」主治醫師之所以道歉，是看到病人這麼勇敢，如此勇於面對生命，可是身為醫師卻無法再為他多做些什麼，這時候反而是病人安慰起醫師：「我知道你已經盡力了。」

經歷過許多生死現場的我，看著眼前這幕，也為之動容。

那一刻的力量，對病人、醫生來說，有很大的支持，真確地說，醫生對病人的離開，其實心裡是很難受的事，可是病人卻回過頭來告訴醫生：「我知道你做了一切，不要為了你沒有辦法做的事情而感到遺憾。」對醫生來說，深具意義，也十分正向。

恰巧這場活動，有位衛生局主管也來參與，同樣受到強烈的震撼。

我們看著坐在眼前的霖大哥，知道他可能幾天後就要過世，就要慷慨捐出他的眼角膜。在場的人都知道病人已經沒有體力，卻那麼認真地寫了手稿，準備要講些什麼話，由女兒代唸，堅持要達成心願的力量跟堅持，撼動了在場的每個人。

霖大哥願意站出來現身說法這件事，聚集了美好的因緣，我清楚知道，不是每位要器官捐贈的病人都有機會或能力，可以說出自己的心路歷程。霖大哥的確在分享會結束的一兩個星期後就過世了，也順利捐出眼角膜。

霖大哥女兒因為陪伴父親在心蓮病房的歷程，從安寧團隊陪伴獲得感動與力量，大學後來選讀了護理系。

安寧團隊得知如此特別的回應，也高興不已，主因就是家屬的回應對團隊也非常重要，雖說「付出無所求」，但看到原來一路上所做的事情都很值得，不只家屬得到安慰，而且願意成為力量的一部分，成為我們的一員，正是一件最棒的鼓勵！

耳邊隱約響起，大哥對醫生說的那句「你盡力了」，他自己也在生命的最後一刻拚盡全力，鼓舞著我們這群仍在路上的人。

四全照顧，帶來靈性安定

安寧療護強調「四全照顧」——全人、全程、全隊、全家。其中，全人照顧指的是「身體、心理、心靈」三方面的關注與照顧，全人照顧是否能夠達成，其困難度不僅在於身心靈三者彼此互相牽制影響，也受到病人本人、家屬、醫療團隊所有成員的個人因素影響。

靈性照顧議題，有時容易被歸因到是「宗教師」的職責，或者關注在「是否有虔誠宗教信仰」，但其實，若從台大陳慶餘教授與蓮花基金會共同整理歸納的靈性照顧七大課題：「死亡恐懼、不捨（放不下、不甘心、不放手、懊悔）、自我放棄、自我尊嚴感喪失、心願未了、對正法認識不正確」等等，就會發現到，其實若能在與病人互動過程中，保持對上述課題的敏感度，透過傾聽、同理、適時行動、轉介尋求社工師或其他團隊人員等方式，共同協助促成病人態度價值的轉念，進而緩解病人心靈的困擾，這就是很好的靈性照顧。

在霖大哥及其家人身上，我看到一股隨時隨地、透明且互相流動的愛，這股從內在升起，不是來自外在所給予的力量，我相信是讓大哥與家人更有能量去轉念面對種種變化。於是，病人本身的靈性安定，同時帶給家人的靈性安定，甚至讓醫護團隊也因此靈性安定了。

附錄

慈悲善終，圓滿因生病而匯聚的人生

社工師引導病人與家屬，認真去「道謝、道歉、道愛、道別」，兩無遺憾地走向下個人生階段。

團隊成員透過「慈悲善終」，從經濟協助、消除心結、醫療陪伴，展現社工師的柔軟、悲心與慈愛，期許大眾瞭解安寧緩和中靈性提升的關照層面，瞭解社工師專業介入處理的方法，更明白人生走向臨終還是有積極努力的空間。

「台中慈濟醫院——社會服務室」介紹

每個醫院其實都有社會工作部門，在證嚴法師「勿讓病人因病而貧」悲心下創立的慈濟醫院中，社工師有了更多的專業發揮空間。

貧困不一定只存在於「經濟議題」，有時「家庭或人際關係」、「心理靈性」的貧困也會夾雜在病人生命中。或許原本就困擾著病人，但卻因生病後被翻上檯面，成為不得不馬上面對、處理的問題；甚至因這些「關係或心理貧困」，造成醫病溝通困難。這些都是台中慈濟醫院七位社工師處理的業務範圍之一。

在攜手與醫護團隊及志工共同努力下，期盼病人及家屬，都感受到「身安、生安、心安、靈安」的安定溫暖。

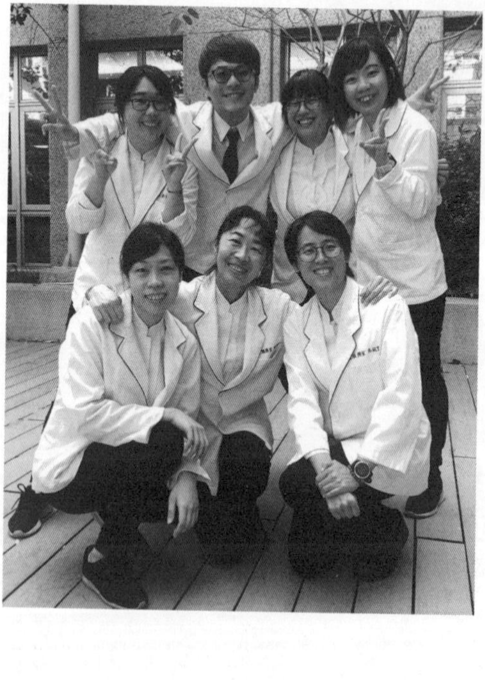

本書作者群簡介

台中慈濟醫院社會服務室社工師團隊

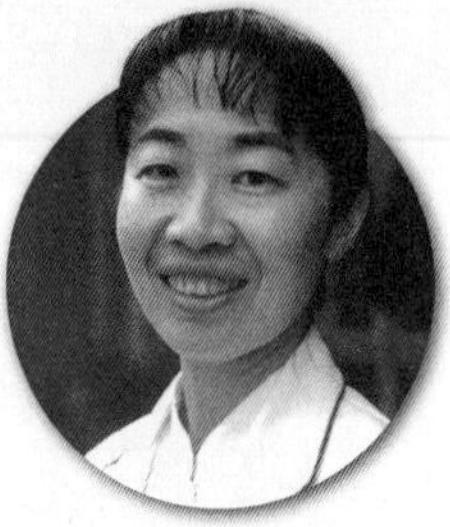

林怡嘉
社工師

◆

關於「慈悲善終」，我想說──

幽谷伴行，
溫暖不孤單。

從事醫務社工領域年資十八年
醫務專科社會工作師證照
學歷／東吳大學社會工作系碩士
現職／台中慈濟醫院社會服務室主任
經歷／花蓮慈濟醫院社會服務室社工師
東部發展遲緩兒童聯合評估中心社工師
財團法人自閉症基金會社工員
優秀獎章／二〇一四年台中市社工績優督導獎
二〇一九年全國優良社會工作人員獎

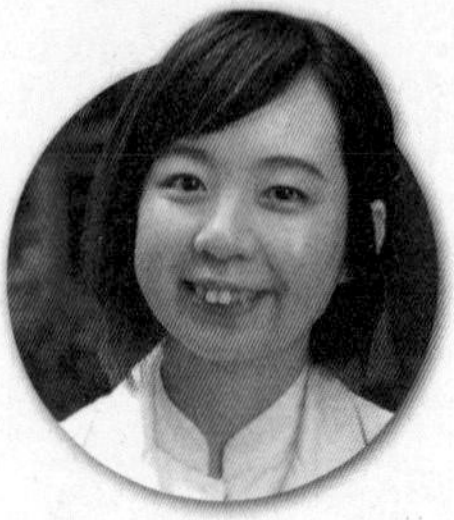

蔡靜宜

社工師

◆

關於「慈悲善終」，我想說——

在失落中發現美好……。

從事醫務社工領域年資十年
社會工作師證照
學歷／慈濟大學社會工作學系學士
現職／台中慈濟醫院社會服務室助專
優秀獎章／二〇一九年臺中市優良社會工作人員獎

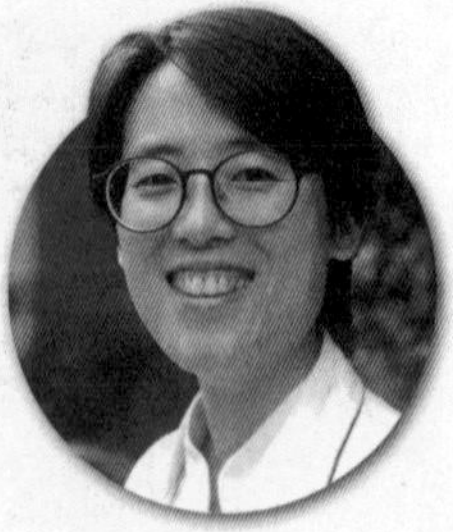

吳宛育

社工師

◆

關於「慈悲善終」，我想說——

句點不見得是句點，
或許是另一個開始。

從事醫務社工領域年資十八年
醫務專科社會工作師證照
學歷／國立暨南國際大學社會政策與社會工作學系碩士
現職／台中慈濟醫院社會服務室高專
經歷／花蓮慈濟醫院社會服務室社工師
優秀獎章／二〇一六年全國優良社會工作人員獎

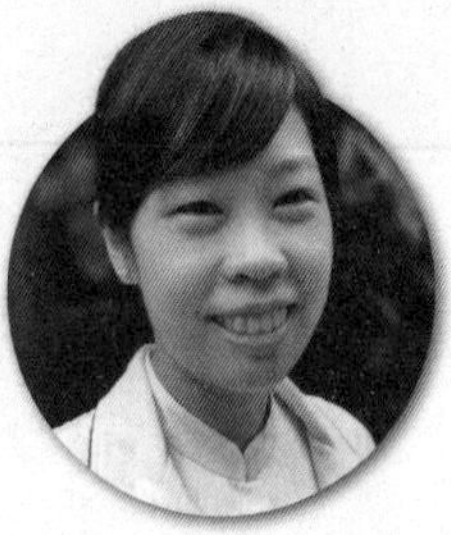

賴佩妤

社工師

◆

關於「慈悲善終」，我想說——

生死兩相安。

從事醫務社工領域年資八年

社會工作師證照

學歷／朝陽科技大學社會工作系學士

現職／台中慈濟醫院社會服務室社工師

經歷／澄清綜合醫院社工師

中華民國運動神經元疾病病友協會中區社工員

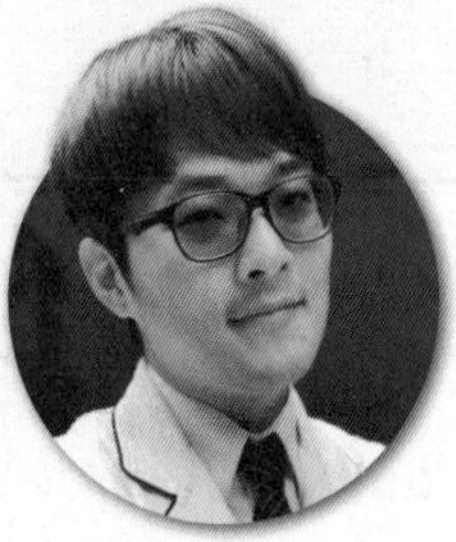

郭哲延

社工師

◆

關於「慈悲善終」，我想說——

善。終。

從事醫務社工領域年資四年

社會工作師證照

學歷／中山醫學大學醫學社會暨社會工作學系社會工作組學士

現職／台中慈濟醫院社會服務室社工師

經歷／伊甸基金會旗山兒童早期療育發展中心社工員

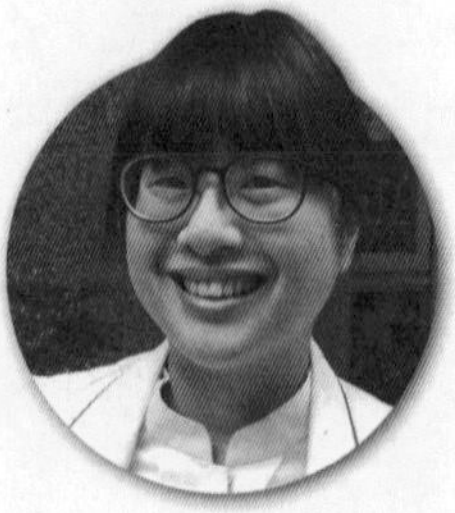

許秀瑜
社工師

◆

關於「慈悲善終」，我想說——

放下遺憾，
微笑說再見。

從事醫務社工領域年資一年
社會工作師證照
學歷／慈濟大學社會工作學系學士
現職／台中慈濟醫院社會服務室社工師
經歷／佛教慈濟慈善事業基金會助專

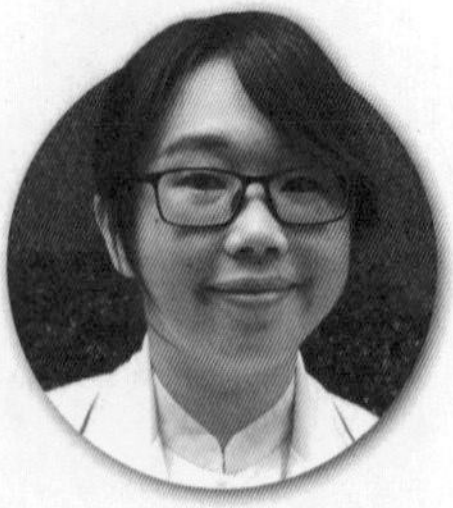

劉佳宜
社工師

◆

關於「慈悲善終」，我想說——

我們永遠都不會
有準備好的那天……。

從事醫務社工領域年資四年
社會工作師證照
學歷／慈濟大學社會工作學系學士
現職／台中慈濟醫院社會服務室社工師
經歷／博幼社會福利基金會社工員
佛教慈濟慈善事業基金會社工員

精選好書　盡在博思

Facebook 粉絲團 facebook.com/BroadThinkTank
博思智庫官網 http://www.broadthink.com.tw/
博士健康網 | DR. HEALTH http://www.healthdoctor.com.tw/

預防醫學

預防重於治療，見微知著，讓預防醫學恢復淨化我們的身心靈。

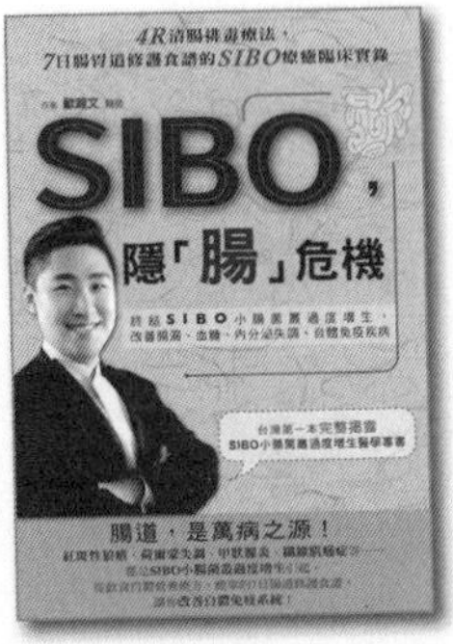

SIBO，
隱「腸」危機：
終結 SIBO 小腸菌叢過度增生，改善腸漏、血糖、內分泌失調、自體免疫疾病

歐瀚文 醫師 ◎ 著
定價 ◎ 300 元

台灣第一本完整揭露 SIBO 小腸菌叢過度增生的臨床療癒專書
醫師、營養師的臨床案例醫療實證，錯誤的飲食習慣，最終將導致免疫系統失衡。腸道，是萬病之源！貧血、憂鬱、胃腸疾病、紅斑性狼瘡、荷爾蒙失調、甲狀腺炎、纖維肌痛症等……這些貌不相關的種種症狀，其實一切都是源於——小腸菌叢失衡在作祟！

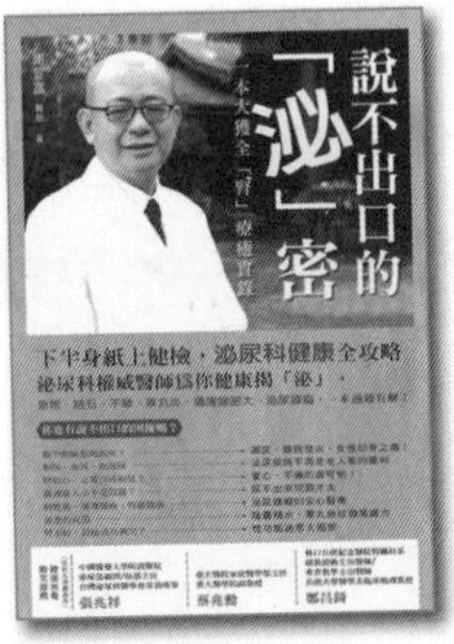

說不出口的
「泌」密：
一本大獲全「腎」療癒實錄

謝登富 醫師 ◎ 著
定價 ◎ 320 元

你有說不出口的困擾嗎？下半身紙上健檢，泌尿科健康全攻略
泌尿科權威醫師為你健康揭「泌」，急尿、結石、不舉、睪丸炎、攝護腺肥大、泌尿腫瘤的安心醫療！那些困擾日常生活的泌尿道大小毛病，漏尿、頻尿、攝護腺炎、腎結石、睪丸炎、不孕、性功能障礙、膀胱癌、上泌尿道尿路上皮癌……如今，通通有解！

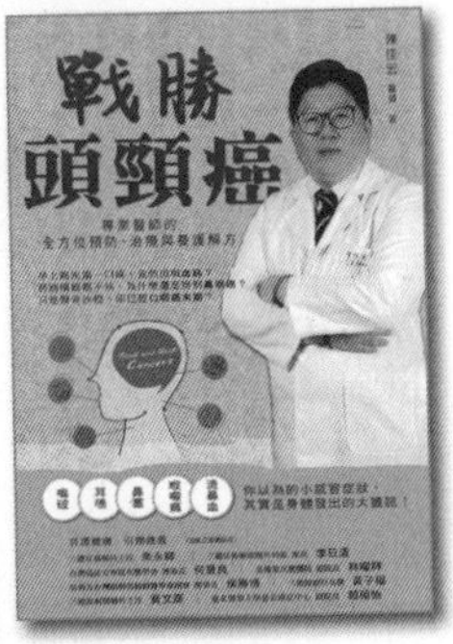

戰勝頭頸癌：
專業醫師的全方位預防、治療與養護解方

陳佳宏 醫師 ◎ 著
定價 ◎ 320 元

當頭頸癌找上門，就算有口也難言！嘴破、耳鳴、鼻塞、喉嚨痛、流鼻血……，你以為的小感冒症狀，其實是身體發出的大警訊！
台灣第一本全方位預防頭頸癌，健康首選專論，仁心良醫守護在側，預防頭頸癌從日常做起。

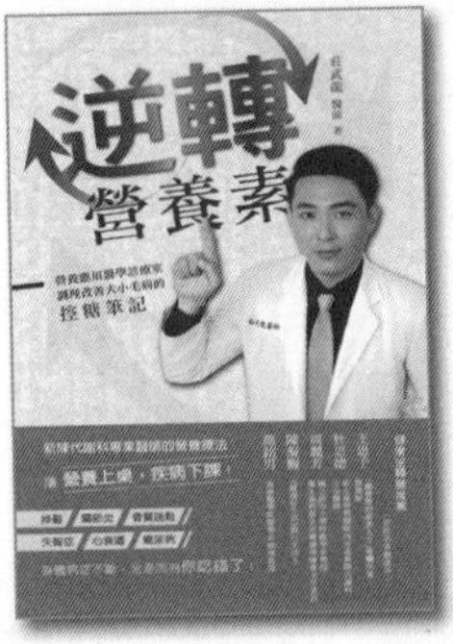

逆轉營養素：
營養應用醫學診療室，調理、改善大小毛病的控糖筆記

莊武龍 醫師 ◎ 著
定價 ◎ 350 元

無藥可醫？《逆轉營養素》讓你不藥而解！不用藥的營養療法，不是什麼病都需要吃藥
吃下的食物，營養真的有被吸收嗎？代人的文明病常常是營養不均導致，身體是好是壞，都是「吃」出來的。不再跑醫院，讓身體保持最佳狀態，從吃對營養開始。

國家圖書館出版品預行編目 (CIP) 資料

慈悲善終：社工師的臨床陪伴日誌 / 林怡嘉，吳宛育等作．
-- 第一版．-- 臺北市：博思智庫，民 108.12
面；公分
ISBN 978-986-98065-3-4（平裝）
1. 安寧照護 2. 生命終期照護
419.825　　108017199

GOAL 32

慈悲善終

社工師的臨床陪伴日誌

總 審 訂｜林怡嘉、吳宛育
（佛教慈濟醫療財團法人台中慈濟醫院社工師）
作 者 群｜林怡嘉、吳宛育、蔡靜宜、郭哲延
賴佩妤、劉佳宜、許秀瑜
文字協力｜謝明錦

主　　編｜吳翔逸
執行編輯｜陳映羽
資料協力｜陳瑞玲
美術設計｜蔡雅芬

發 行 人｜黃輝煌
社　　長｜蕭艷秋
財務顧問｜蕭聰傑
出 版 者｜博思智庫股份有限公司
地　　址｜104 台北市中山區松江路 206 號 14 樓之 4
電　　話｜(02) 25623277
傳　　真｜(02) 25632892

總 代 理｜聯合發行股份有限公司
電　　話｜(02)29178022
傳　　真｜(02)29156275

印　　製｜永光彩色印刷股份有限公司
定　　價｜320 元
第一版第一刷　西元 2019 年 12 月

ISBN 978-986-98065-3-4

博思智庫股份有限公司
博思智庫粉絲團　Facebook.com/broadthinktank

博思智庫

紙本之外，閱讀不斷

博思智庫

紙本之外，閱讀不斷